Zelf opzetten en uitvoeren van wetenschappelijk onderzoek

Zelf opzetten en uitvoeren van wetenschappelijk onderzoek

Onder de redactie van

Mark D. Levin, internist – hematoloog

Ton J. Cleophas, hoogleraar medische statistiek, Claude Bernard Universiteit van Lyon

Wetenschapscommissie
Opleidingscommissie
Medisch Ethische Toetsingscommissie

Bohn Stafleu van Loghum
Houten 2008

© 2008 Bohn Stafleu van Loghum, onderdeel van Springer Uitgeverij

Alle rechten voorbehouden. Niets uit deze uitgave mag worden verveelvoudigd, opgeslagen in een geautomatiseerd gegevensbestand, of openbaar gemaakt, in enige vorm of op enige wijze, hetzij elektronisch, mechanisch, door fotokopieën of opnamen, hetzij op enige andere manier, zonder voorafgaande schriftelijke toestemming van de uitgever.

Voor zover het maken van kopieën uit deze uitgave is toegestaan op grond van artikel 16b Auteurswet 1912 j° het Besluit van 20 juni 1974, Stb. 351, zoals gewijzigd bij het Besluit van 23 augustus 1985, Stb. 471 en artikel 17 Auteurswet 1912, dient men de daarvoor wettelijk verschuldigde vergoedingen te voldoen aan de Stichting Reprorecht (Postbus 3051, 2130 KB Hoofddorp). Voor het overnemen van (een) gedeelte(n) uit deze uitgave in bloemlezingen, readers en andere compilatiewerken (artikel 16 Auteurswet 1912) dient men zich tot de uitgever te wenden.

Samensteller(s) en uitgever zijn zich volledig bewust van hun taak een betrouwbare uitgave te verzorgen. Niettemin kunnen zij geen aansprakelijkheid aanvaarden voor drukfouten en andere onjuistheden die eventueel in deze uitgave voorkomen.

ISBN 978 90 313 5252 4
NUR 870

Ontwerp omslag: A-Graphics Design, Apeldoorn
Ontwerp binnenwerk: TEFF (www.teff.nl)
Automatische opmaak: Pre Press, Zeist

Bohn Stafleu van Loghum
Het Spoor 2
Postbus 246
3990 GA Houten

www.bsl.nl

Inhoud

Voorwoord		**1**
1	**Het schrijven van een onderzoeksprotocol**	**3**
1.1	Inleiding	3
1.2	Het schrijven van het protocol	3
1.3	Verschillende typen wetenschappelijk onderzoek	5
1.4	Case-control onderzoek	6
1.5	Cohortonderzoek	8
1.6	Odds ratio (OR) als surrogaat voor risk ratio (RR) bij case-control studies	10
1.7	Andere vormen van observationeel onderzoek	10
1.8	Experimenteel onderzoek	11
1.9	Verzamelen van data, Excel of SPSS	12
1.10	Conclusies	16
	Literatuur	17
2	**Analyse van onderzoeksdata, en gebruikersvriendelijke statistische software**	**19**
2.1	Inleiding	19
2.2	Twee typen data, wetenschappelijke hypothesen	21
2.3	Eerst data samenvatten	22
2.4	Statistische hypothese: hypothese 0, met als voorbeeld de one sample t-test	25
2.5	Two-samples t-test (ongepaarde t-toets)	30
2.6	Gepaarde t-toets (one-sample t-toets voor gepaarde observaties)	32
2.7	Dezelfde trial als de vorige met een andere wijze van berekenen (de foute manier)	35
2.8	Ongepaarde variantieanalyse (one-way ANOVA)	38
2.9	Gepaarde ANOVA	40
2.10	Niet-parametrische toetsen	43

2.11	Gepaarde non-parametrische toets (Wilcoxon-test)	44
2.12	Ongepaarde test, Mann-Whitney-test	45
2.13	Toetsen voor de analyse van safety data	47
2.14	z-test (t-test voor proporties)	49
2.15	Chi-kwadraattest	52
2.16	Chi-kwadraat met pocket-calculator-methode voor 2×2 tabellen	59
2.17	Odds ratio test	62
2.18	Simpele lineaire regressie	68
2.19	Multipele lineaire regressie	75
2.20	Doelen multipele lineaire regressie	81
2.21	Oefenvoorbeelden multipele lineaire regressie	86
2.22	Ander doel van multipele regressie: meer precisie	88
2.23	Beperkingen van lineaire regressie	90
2.24	Andere doelen multipele regressie: beoordeel confounding en interactie	91
2.25	Confounding aanpak	92
2.26	Interactieaanpak	95
2.27	Andere populaire regressiemodellen	101
2.28	Logistische regressie	102
2.29	Logistische regressie voor efficacy-data-analyse	108
2.30	Multipele logistische regressie voor efficacy-data-analyse	110
2.31	Logistische regressie exploratief doel	112
2.32	Cox-regressie	114
2.33	Regressieanalyse met Laplace-transformaties (farmacologie)	118
2.34	Markow-modellen	120
2.35	Eindconclusies bij regressiemodellen	122
2.36	Samenvatting	122

3 Steekproefgrootte berekenen **123**

3.1	Definitie statistische power	123
3.2	Wat is nou precies power oftewel statistische bewijskracht?	124
3.3	Hoe berekenen we power?	128
3.4	Hoeveel waarnemingen voor representatieve steekproef?	132
3.5	Meer nauwkeurige methode: power index methode	133
3.6	Non-inferiority testen	136
3.7	Conclusies	137
3.8	Oefenvoorbeelden	138

4	**Het opzetten van diagnostisch onderzoek**		**139**
	4.1	Inleiding	139
	4.2	Statistiek is geen bloodless algebra	140
	4.3	Statistische principes verbeteren kwaliteit van trial	142
	4.4	Interimanalyses	143
	4.5	Statistiek helpt beperkingen research te begrijpen	146
	4.6	Beperkingen van statistiek	146
	4.7	Statistiek bij niet goed te detecteren gemanipuleerde data	148
	4.8	Beoordeling van diagnostische tests	151
	4.9	Indeling en beoordeling van validiteit van diagnostische tests	152
	4.10	Validiteit van kwalitatieve diagnostische tests	153
	4.11	Reproduceerbaarheid van kwalitatieve diagnostische tests	155
	4.12	Precisie van kwalitatieve diagnostische tests	156
	4.13	Validiteit van kwantitatieve diagnostische tests	156
	4.14	Reproduceerbaarheid van kwantitatieve diagnostische tests	158
	4.15	Precisie van kwantitatieve diagnostische tests	163
	4.16	Conclusies	164
	4.17	Voorbeelden van zelf op te zetten onderzoek	165
	Appendix		**167**
Chi-square distribution			168
F-distribution			169

Voorwoord

Het Albert Schweitzer Ziekenhuis in Dordrecht is een 'teaching hospital' met 1050 bedden met een 'patiëntenflow' waar menig academisch ziekenhuis alleen maar van kan dromen. Het ziekenhuis levert high-quality gezondheidszorg, en door toenemende activiteiten op het gebied van wetenschappelijk onderzoek wordt gestreefd naar een hogere vorm van geneeskunde waar evidence voortdurend getoetst wordt. Daarnaast huisvest het ziekenhuis multipele opleidingen, niet alleen voor specialisten (bijvoorbeeld interne geneeskunde, chirurgie, radiologie, anesthesiologie, cardiologie, gynaecologie, klinische chemie, psychologie, maag-darm-leverziekten, neurologie, pathologie, farmacie), maar ook voor paramedische opleidingen. Visitatiecommissies vereisen van hun opleidingsklinieken terecht het faciliteren van wetenschappelijk onderzoek.

Bij de top drie van wetenschappelijk onderzoek in het Albert Schweitzer Ziekenhuis horen onder andere thuis:
1 evaluatie van diagnostische technieken en beeldvorming;
2 evaluatie van therapeutische interventies;
3 evaluatie van bijwerkingen van behandelingen die gegeven worden.

Om voor stafleden, arts-assistenten en andere medewerkers de activiteiten van wetenschappelijk onderzoek te kunnen stimuleren, is verdere deskundigheidsvergroting nodig door middel van het leren
– zelf een onderzoeksprotocol te schrijven;
– zelf een zinvolle steekproefgrootte te berekenen;
– zelf enigszins met gebruikersvriendelijke statistische software overweg te kunnen;
– zelf diagnostische tests op te zetten en te valideren.

Via het Leerhuis van het Albert Schweitzer Ziekenhuis geeft een internist-klinisch farmacoloog met een statistische achtergrond tweemaal per jaar van 17.00-19.00 uur vier cursussen over de vier hiervoor genoemde onderwerpen. Deze specialist is lid van de opleidingscommissie en houdt wekelijks spreekuur, waar onderzoekers op afspraak hulp kunnen krijgen met het opzetten en uitvoeren van hun onderzoek en met de data-analyse.

Het huidige blokboek vormt de basis van de eerdergenoemde cursussen en kan door wetenschappelijke onderzoekers gebruikt worden als leidraad voor hun onderzoek. Het is geschreven in opdracht en met medewerking van de wetenschappelijke commissie, de opleidingscommissie en de medisch ethische toetsingscommissie van het Albert Schweitzer Ziekenhuis.

1 Het schrijven van een onderzoeksprotocol

1.1 Inleiding

Een goed onderzoeksprotocol is een volledige handleiding voor het opzetten en uitvoeren van een onderzoek, inclusief de geplande (statistische) analyse en verslaglegging (en publicatie). Een protocol moet ook de belangrijke afspraken met hulpverlenende instanties bevatten, zodat niets over het hoofd gezien wordt.

Een bondig protocol is bovendien een goede basis voor een eerste versie van het artikel of proefschrift waarin het onderzoek wordt beschreven.

Bij het schrijven van een protocol is het gebruik van een checklist een handige manier om belangrijke aspecten niet over het hoofd te zien. Belangrijke aspecten vormen:
- het type patiënten dat in een onderzoek wordt opgenomen (de zogeheten in- en uitsluitingscriteria) en de wijze waarop de patiënten geworven en geselecteerd worden;
- de te vergelijken behandelingen;
- de wijze waarop de behandelingsresultaten bij een patiënt worden vastgesteld (gebruikmakend van gevalideerde diagnostische tests, zie verder in hoofdstuk 4);
- de wijze waarop de resultaten worden samengevat; denk aan grafieken en tabellen;
- de statistische toetsen om de behandelingsgroepen met elkaar en met de baseline te vergelijken;
- het aantal patiënten, uitleg waarom dit aantal nodig is.

1.2 Het schrijven van het protocol

Samenvatting

Elke samenvatting dient de meest essentiële informatie te bevatten over achtergrond, doel, methodiek, te verwachten resultaten, en discussiepunten betreffende de studie.

Achtergrond

Achtergrond en doel kunnen samen beschreven worden in de inleiding van het protocol. Bij de achtergrond wordt de aanleiding tot het onderzoek uiteengezet, in relatie tot de huidige stand van de wetenschap. Dit onderdeel van het protocol moet worden gemoderniseerd, zodra nieuw verschenen artikelen daartoe aanleiding geven.

Doel

In één of twee zinnen wordt de vraagstelling samengevat: een onderzoek wordt meestal opgezet om een hoofdvraag te beantwoorden. Bij een medicamenteuze interventiestudie is vaak de vraag of het nieuwe middel beter is dan een placebo (efficacy assessment). Een wettelijk en ethisch verplichte tweede vraag is hierbij: is de behandeling safe (safety assessment). Het type patiënt, de behandeling(en) en het te meten effect worden hier ook genoemd. Soms zijn er nevenvragen naast een hoofdvraagstelling.

Methodiek

De methodiek is het belangrijkste onderdeel voor de geloofwaardigheid van de uiteindelijke onderzoeksresultaten. Een slechte methodiek kan niet worden gecorrigeerd door geavanceerde statistiek. Genoemd wordt welke behandeling een groep patiënten ondergaat, of er een lotingsprocedure is en wie geblindeerd worden. Krijgt elke groep één therapie of betreft het een kruisproef?

Wat hier verder aan de orde komt:
- Waar en op welke wijze zijn de patiënten gerekruteerd? Type ziekenhuis, type afdeling van ziekenhuis, tijdskaders, seizoensinvloeden, type rekruterende artsen hebben soms grote invloed op het type patiënten.
- In- en uitsluitingscriteria van de patiënten. De in- en uitsluitingscriteria bepalen voor welke toekomstige patiënten de onderzoeksresultaten gaan gelden. Al te beperkende criteria hebben tot gevolg dat de steekproef niet meer representatief is voor de target population (de patiënten over wie men predicties wil doen).
- Wijze van loting (randomisatie). Blokrandomisatie of 'computer-generated number table' wordt vaak toegepast.
- Blindering. Er moet worden beschreven hoe de blindering wordt gerealiseerd.
- Nauwkeurige beschrijving van de behandelingen: duur van de therapie, dosering, wijze van toediening. Hoe wordt de therapietrouw nagegaan? Patiënten die de behandeling staken moeten in principe ook worden geëvalueerd volgens het 'intention to treat' principe.
- Wijze van evaluatie van de behandelingsresultaten bij iedere patiënt. Beschrijving van de te gebruiken meetinstrumenten voor zover niet standaard of verwijzing hierbij naar relevante literatuur.

- Patiënten dienen schriftelijk en mondeling informed consent te hebben gegeven, voordat ze kunnen worden ingesloten.
- Geplande statistische analyse moet worden beschreven evenals een berekening van de steekproefgrootte die nodig is om voldoende statistische bewijskracht te leveren.

Te verwachten resultaten

Meestal zullen hier de bij het doel geformuleerde vragen met ja beantwoord worden.

Discussie

Dit deel is het meest vrije gedeelte. Onderzoekers kunnen hier brainstormen over eventueel te verwachten problemen bij het onderzoek, over beperkende en sterke kanten van het onderzoek, over eventuele vervolgonderzoeken, en over de klinische relevantie en praktische consequenties van het onderzoek.

Literatuurreferenties

Opmerking

Het voorgaande schema is geschreven voor therapeutische studies. In een ziekenhuis is er veelal sprake van diagnostische studies. Hoewel bij diagnostische studies de methodiek duidelijk anders is dan bij therapeutische, is het aan te bevelen om toch zoveel mogelijk hetzelfde schema aan te houden.

Verschillende typen wetenschappelijk onderzoek

Gerandomiseerde klinische trials worden algemeen beschouwd als de meest effectieve methode om de werkzaamheid en veiligheid van nieuwe klinische behandelingen te evalueren. Er zijn echter ook andere methoden om interventies te beoordelen, bijvoorbeeld open-evaluatiestudies, cohortstudies waar prospectief een groep patiënten met een bepaalde behandeling wordt vervolgd en vergeleken met een controlegroep, en case-control studies waar retrospectief een groep patiënten met een bepaalde ziekte of event wordt onderzocht op de aanwezigheid van risk factors. De zogenoemde pilotstudies, dat wil zeggen kleinere oriënterende studies voorafgaande aan grotere studies, behoren veelal tot de laatste twee typen. Er zijn nog andere vormen van onderzoek mogelijk, bijvoorbeeld cross-sectionele onderzoeken oftewel surveys, evaluatieonderzoeken van nieuwe diagnostische tests, evaluatieonderzoeken van nieuwe interventies en van verbeterde behandelingsprocedures en van risico's en bijwerkingen van behandelingen. Eerdergenoemde onderzoeken zijn meestal niet gerandomiseerd maar observationeel in opzet, dat wil zeggen dat de patiënten niet door loting een behandeling of diagnostische test krijgen, maar dat de patiënten behandeld worden in volgorde van aanmelding in het ziekenhuis.

Traditioneel worden prospectieve gerandomiseerde klinische trials beschouwd als wetenschappelijk betrouwbaarder dan observationele studies, omdat het type behandeling of test dat patiënten krijgen volledig door het lot en niet door een menselijke beslissing wordt bepaald. Traditioneel worden deze trials ingedeeld in vier fasen:
- fase 1, kleine studies met gezonde proefpersonen;
- fase 2, kleine studies met patiënten;
- fase 3, grote studies met patiënten;
- fase 4, postmarketing surveillance.

De wetenschappelijke regels voor de verschillende fasen zijn vrijwel identiek en kunnen dus gelijktijdig besproken worden.

Opgemerkt dient te worden dat wetenschappelijk onderzoek niets te maken heeft met de zogeheten n = 1 trial. De n = 1 trial is een voortreffelijke methode om voor een individuele patiënt op een objectieve wijze de beste behandeling vast te stellen. Wetenschappelijk onderzoek heeft als doel predicties over toekomstige patiënten te doen en maakt daarbij gebruik van representatieve steekproeven.

1.4 Case-control onderzoek

Definitie

Men gaat uit van een groep patiënten die een bepaalde ziekte hebben en vergelijkt die met een groep personen die wat betreft leeftijd, geslacht, afkomst, en symptomen vergelijkbaar zijn met de eerste groep, maar die de ziekte niet hebben.

Voorbeelden

Sigaretten roken en bronchuscarcinoom

In het begin van de jaren vijftig van de vorige eeuw werden de eerste formele case-control studies gepubliceerd door Wynder en Graham (*JAMA* 1950) en Doll en Hill (*BMJ* 1950). Deze onderzoeken bestonden uit het verzamelen van een groep patiënten met longkanker en een groep controlepersonen (veelal waren de controles patiënten uit hetzelfde ziekenhuis). Bij beide groepen personen werd nagevraagd hoeveel ze in het verleden hadden gerookt. Uit de onderzoeken werd geconcludeerd dat onder de longkankerpatiënten veel meer rokers waren.

De pil en myocardinfarct

In de jaren tachtig van de vorige eeuw waren er casuïstische mededelingen over de pil en een verhoogde kans op een hartinfarct. In Londense ziekenhuizen werd vervolgens een case-control onderzoek uitgevoerd. Alle nieuwe opnamen van jonge vrouwen met een hartinfarct werden bevraagd naar pilgebruik. Voor elke patiënt werd ook een controlepatiënt geïnterviewd die in dezelfde periode in hetzelfde ziekenhuis met spoed was opgenomen. Uit dit onderzoek bleek dat zich onder de vrouwen die waren opgenomen vanwege een hartinfarct veel meer pilgebruiksters bevonden (Stadel, *NEJM* 1981).

Lifestyle en hartinfarct

In het Albert Schweitzer Ziekenhuis werd in 1993 een case-control onderzoek uitgevoerd naar de relatie lifestyle factoren en het krijgen van een hartinfarct (De Jong, *Angiology*, 1993). Bij de patiënten met een infarct bleek significant vaker 'difficulty to cope' en depressiviteit te bestaan dan bij een controlegroep die in dezelfde periode voor een niet-cardiale aandoening met spoed was opgenomen. Dit onderzoek laat zien dat door middel van een relatief eenvoudige studieopzet met goede statistiek een gedegen antwoord gegeven kan worden op een wetenschappelijke vraagstelling.

Wijnconsumptie en hartinfarct

In het Albert Schweitzer ziekenhuis werd in 1996 een case-control onderzoek uitgevoerd naar de relatie wijnconsumptie en hartinfarct. De infarctpatiënten bleken significant minder wijn maar niet minder andere alcoholische dranken te hebben gebruikt dan de controlegroep die in dezelfde periode voor een niet-cardiale aandoening opgenomen was (Tuinenburg en Van der Meulen, *Angiology*, 1996).

Voordelen en beperkingen case-control studies

Bij observationeel onderzoek wordt gekeken naar de relatie van een risicofactor (determinant) en het optreden van een ziekte (of event of bijwerking). Naast (retrospectieve) case-control studies bestaat er een ander type observationele studie: de cohortstudie, waarbij prospectief gekeken wordt naar het optreden van ziekte bij een groep mét een risicofactor en een groep zónder. De tabel hierna geeft een overzicht.

Het voordeel van een case-control studie vergeleken met een cohortstudie is dat de cases worden verzameld waar ze zich ophopen, bijvoorbeeld een drukke polikliniek; men hoeft geen jaren te wachten tot er een ziekte optreedt. In feite is bij een zeldzame aandoening de case-control methode de enige mogelijkheid. Grote nadelen zijn:
– recall bias (het geheugen laat patiënten soms in de steek als ze precieze data over hun risicofactor moeten opgeven);

	groep 1	groep 2
case-control studie	patiënten met ziekte	patiënten zonder ziekte
bestudeerd wordt	frequentie patiënten met risicofactor	frequentie patiënten zonder risicofactor

	groep 1	groep 2
cohortstudie	patiënten met risicofactor	patiënten zonder risicofactor
bestudeerd wordt	frequentie ziekte	frequentie ziekte

- in de patiëntengroep met ziekte wordt de risicofactor soms onderschat, omdat patiënten at risk voor hun ziekte klachten hebben en hulp zoeken, dit is een van de redenen van de grote ongelijkheid in karakteristieken tussen de twee groepen;
- de controlegroep zou idealiter gelijk moeten zijn aan de casegroep, maar dit is veelal verre van de realiteit.

Case-control onderzoek heeft dus een lagere plaats in de hiërarchie van wetenschappelijk onderzoek dan cohortonderzoek en gerandomiseerd onderzoek.

Cohortonderzoek

Definitie

Een groep patiënten met een bepaalde karakteristiek (expositie) wordt geïdentificeerd en vergeleken met een groep patiënten die deze karakteristiek niet hebben. Na verloop van tijd wordt nagegaan of het optreden van bepaalde ziekten in de blootgestelde groep (indexgroep) frequenter is dan in de controlegroep.

Voorbeelden

Longkanker en roken

Circa 60.000 Engelse artsen werden in 1951 aangeschreven om mee te werken aan een korte enquête over hun rookgewoonte; 40.000 beantwoordden de enquête. Vervolgens werd nagegaan wie er in de jaren erna overleed ten gevolge van longkanker. Voor dit doel werden de responderende artsen verdeeld in rokers en niet-rokers.

	aantal met longkanker	aantal zonder longkanker
rokers	a	b
niet-rokers	c	d

Het risico op longkanker bij de rokers is a / (a+b), bij de niet-rokers c / (c+d). Het relatieve risico geeft aan hoeveel keer vaker longkanker optreedt bij de rokers dan bij de niet-rokers en is
   a/(a+b) / c/(c+d).

Dit relatieve risico bleek in dit onderzoek ongeveer 10 te bedragen (Doll, *BMJ*, 1964).

Acenocoumarol en het risico op ernstige maag-darmbloeding

In het Albert Schweitzer Ziekenhuis werden alle patiënten die in 1993 werden behandeld vervolgd op het optreden van een maag-darmbloeding. Als controlegroep werd de hele populatie uit het adherentiegebied genomen, gebruikmakend van gemeentelijke persoonsregisters. Bij de patiënten trad circa achtmaal zo vaak een ernstige maag-darmbloeding op als bij de controlepatiënten (Tavenier, *Angiology*, 1993).

Beperkingen cohortonderzoeken

Evenals bij case-control onderzoeken is de ongelijkheid tussen de twee groepen een grote bron van dwaling. In het hiervoor genoemde laatste onderzoek zijn de twee groepen bijvoorbeeld niet op één punt (acenocoumarolgebruik) verschillend, maar op vele punten, bijvoorbeeld wat betreft comorbiditeit en comedicatie. Dit kan hebben bijgedragen aan het vaker optreden van bloedingen.

1.6 Odds ratio (OR) als surrogaat voor risk ratio (RR) bij case-control studies

Bij cohortstudies wordt het relatieve risico als volgt berekend:

		aantal ziek	niet ziek
cohort	groep 1 (risk factor)	a	b
	groep 2 (niet risk factor)	c	d

het deel van de patiënten dat ziek werd	in groep 1	=	$a/(a+b)$
	in groep 2	=	$c/(c+d)$
	risk ratio (RR)	=	$\dfrac{a/(a+b)}{c/(c+d)}$

Een andere benadering is de odds ratio (OR). Bij case-control studies worden OR's als surrogaat voor RR's gebruikt, omdat hier $a/(a+b)$ nonsens is, zoals hierna wordt uitgelegd.

	cases (ziek)		no-cases (controls)		gehele populatie
risk factor	32	a	4	b	4000
no-risk factor	24	c	52	d	52.000

Neem aan dat de no-cases groep een steekproef is van de hele populatie, maar dat de breuk b/d de breuk is van de hele populatie. Dus wanneer je 4 = 4000 en 52 = 52.000 invult, dan wordt $c/c+d$ vrijwel gelijk aan c/d = RR van de hele populatie.

1.7 Andere vormen van observationeel onderzoek

Andere vormen van observationele studies, dwarsdoorsnedeonderzoeken ook wel cross-sectionele onderzoeken of surveys genoemd zitten wat concept betreft tussen het prospectieve cohortonderzoek en het retrospectieve case-control onderzoek in. Het kan naar believen net als een cohort- of als casecontrol geanalyseerd worden. Evenals bij andere observationele studiemethoden is er vaak selectiebias. Bij onderzoek naar lawaaidoofheid in een fabriek bijvoorbeeld hebben bedrijfsartsen de bijna-doven al verplaatst of, omgekeerd, hebben de niet-doven zich vanwege de herrie al laten overplaatsen. Een ander type observationeel onderzoek is de patiëntenserie: de gegevens van patiënten met een bepaalde diagnose worden verzameld om meer inzicht te krijgen in complicaties en pathogenese. Veranderingen versus baseline worden gemeten en zijn ongecontroleerd voor tijdseffecten. Vaak worden grote patiëntenseries uit een kliniek gepubliceerd, bijvoorbeeld chirurgische patiënten met als doel de operatieresultaten van de kliniek te beschrijven. Soms wordt een licht gewijzigde operatietechniek gebruikt en worden de resultaten systematisch vergeleken met de resultaten uit de literatuur. Dit lijkt sterk op cohort- of case-control onderzoek.

Experimenteel onderzoek

In tegenstelling tot observationeel onderzoek valt experimenteel onderzoek onder de WMO (Wet mensgebonden onderzoek), die in 2007 geïmplementeerd is en strenge eisen kent. Deze eisen omvatten onder andere een wetenschappelijk verantwoord protocol, schriftelijke informed consent, goedkeuring door een geaccrediteerde landelijke medisch ethische toetsingscommissie, en goedkeuring door een lokale medisch ethische toetsingscommissie van het instituut waar het onderzoek gepland is. Dat de regels bij experimenteel onderzoek strenger zijn dan bij observationeel onderzoek, vindt zijn oorzaak deels in het experimentele karakter van het onderzoek. Patiënten worden speciaal gerekruteerd om met een nieuwe en nog niet wettelijk geregistreerde experimentele therapie te worden behandeld, veelal op placebogecontroleerde wijze (de helft krijgt een placebotherapie). Veel van deze studies zijn gesponsord en opgezet door de farmaceutische industrie, waar een belangenverstrengeling tussen wetenschappelijke ambitie en commerciële doelen bestaat. Het is heel goed dat bij dit soort onderzoek protocollair veel aandacht is voor de persoonlijke belangen van de patiënten en voor de ethische aspecten. Het is toch onbegrijpelijk dat de overheid een wet heeft geïmplementeerd die weliswaar veel aandacht heeft voor het voorgaande, maar de farmaceutische industrie de vrijheid geeft om de hele data-analyse op het hoofdkantoor en door de eigen statistische dienst te laten verrichten. Vanaf dit jaar heeft de *JAMA* als eerste tijdschrift besloten geen gesponsorde studie meer te publiceren als niet een onafhankelijk statistisch bureau de data-analyse heeft gedaan en nog een tweede statistisch bureau de gegevens heeft gecontroleerd. Op deze wijze wordt het grote verschil tussen de resultaten van de gesponsorde studies en de postmarketing data hopelijk kleiner.

Een placebogecontroleerde dubbelblinde gerandomiseerde trial is om de volgende redenen wetenschappelijk betrouwbaarder en dus hoger van kwaliteit dan een observationeel onderzoek, zoals een patiëntenserie:

- Bij een placebogecontroleerde dubbelblinde gerandomiseerde trial is er sprake van een willekeurige steekproef (random sample), bij een observationeel onderzoek van een gerichte steekproef (convenience sample); het eerste betekent dat de steekproef representatiever is voor de hele populatie en dat er dus betrouwbaardere predicties gedaan kunnen worden.
- Geblindeerd onderzoek betekent dat er minder gauw placebo-effecten zullen optreden dan bij ongeblindeerd onderzoek.
- Een controlegroep betekent dat er controle plaatsvindt op tijdseffecten (natuurlijk verloop van een ziekte en seizoensinvloeden) en controle op confounders (covariabelen die mede een oorzakelijke rol bij de ziekte spelen). Bij gecontroleerd onderzoek zijn er ook confounders, maar je ziet de effecten ervan niet, omdat ze in beide groepen, de behandelings- en de controlegroep, even frequent aanwezig zijn. Bij observationeel, in tegenstelling tot experimenteel, onderzoek moet daarom veelal systematisch gecorrigeerd worden op confounders met behulp van multipele regressie-analyses.

1.9 Verzamelen van data, Excel of SPSS

Belangrijk bij het maken van een datafile zijn de volgende punten:
- Keep it simple, niet te veel verhalen in de datatabellen.
- SPSS-tabellen hebben de voorkeur boven Excel-tabellen, want SPSS levert prachtige histogrammen, regressielijnen, Gausse curves enzovoort, en we hebben SPSS toch nodig voor statistische toetsing.
- Juiste manier invoering:
  - 25 en 26 worden niet erkend, wel 25,00 en 26,00;
  - bij ja/nee variabelen altijd 0 en 1 gebruiken als symbolen; niet 1 en 2, niet a en b, niet I en II enz.
- Er worden vaak foute tabellen geproduceerd: een tabel is correct als één rij één patiënt is.

In wetenschappelijk onderzoek worden veel anglicismen gebruikt, die ook hier gehanteerd worden om verwarring te voorkomen. De belangrijkste variabele is de uitkomst ook wel outcome variable genoemd. Voorbeelden van outcome variables zijn daling cholesterol, daling glucose, aantal events. Een ander type variabele zijn de zogeheten exposure variables (treatment modality, risk factors, patient characteristics). De exposure variables worden vaak de independent determinants, de outcome variables de dependent variables genoemd. Variabelen kunnen continu (cholesterolwaarden) en binair (dichotoom, events ja/nee) zijn.

Bij het invoeren van data in een Excel- of SPSS-bestand worden veel fouten gemaakt, en dat heeft veel vertragingen (en fouten) in de statistische analyse tot gevolg. Hierna volgen enkele voorbeelden hoe het wel moet. Maak onderscheid tussen parallelgroep (ongepaarde) en crossover (gepaarde) data. In het eerste geval hebben we één outcome variable per patiënt, in het tweede geval twee.

continue outcome data (pt = patiënt, var = variabele)
parallelle groepen (ongepaarde data)

pt	var 1 cholesterol	var 2 groep	var 3 age	var 4 gender	var 5 comorbidity	var 6 comedication	....
1	5,6	0					
2	6,1	0					
3	3,9	0					
4	4,2	0					
5	..	0					
6	.	1					
7	.	1					
8		1					
9		1					
10		1					

var 1	var 2	var 3	var 4	var 5	var 6	....
pt	chol	chol	age	gender	comorbidity	comedication
1	5,60	4,20				
2	4,90	4,30				
3	3,20	2,90				
4	7,20	..				
5	..	.				
6	.					
7						
8						
9						
10						

binaire outcome data
parallelle groepen (ongepaarde data)

	responders	no-responders
groep 1	2	8
groep 2	6	4

pt	var 1 resp(1=ja)	var 2 groe- p(1=1)	var 3 gender	var 4 age	var 5 comorb….	var 6
1	1	1	..			
2	1	1	.			
3	0	1				
4	0	1				
5	0	1				
6	0	1				
7	0	1				
8	0	1				
9	0	1				
10	0	1				
11	1	0				
12	1	0				
….	…	…				

		behandeling-1	
		responders	no-responders
behandeling-2	responders	2	8
	no-responders	6	4

var 1	var 2	var 3	var 4	var 5	var 6....
pt	behandeling-1	behandeling-2	gender	age	comorb....
	resp=1	resp=1			
1	1	1			
3	1	0			
4	1	0			
5	1	0			
6	1	0			
7	1	0			
8	1	0			
9	1	0			
10	1	0			
11	0	1			
12	0	1			
...	..	..			

1.10 Conclusies

Wetenschappelijk onderzoek vereist scientific rigor, dat wil zeggen consistente wetenschappelijke regels:
- primaire hypothese;
- valide opzet;
- zeer nauwkeurige beschrijving methodiek;
- uniforme en grondige data-analyse.

Een gewenste top drie voor onderzoeken voor algemene en in het bijzonder de STZ-ziekenhuizen (samenwerkende topklinische opleidingsziekenhuizen) zou de volgende kunnen zijn:
1 evaluatie diagnostische technieken en beeldvorming;
2 evaluatie therapeutische interventies.
3 evaluatie bijwerkingen behandelingen.

Als je onderzoek wilt gaan doen, zijn de volgende punten essentieel:
- zelf een onderzoeksprotocol schrijven;
- zelf zinvolle steekproefgrootte berekenen;
- zelf met gebruikersvriendelijke statistische software overweg kunnen;
- zelf diagnostische tests valideren.

Een goed protocol dient de volgende onderdelen te bevatten.
1 achtergrond;
2 doel;
3 methodiek;
4 te verwachten resultaten;
5 discussiepunten betreffende de studie;
6 referenties.

Verschillende typen onderzoek zijn mogelijk:
1 case-control;
2 cohort;
3 gerandomiseerd.

De lagere typen onderzoek (1) en (2) zijn vaak leuker, en minder saai dan (3), hoewel de conclusies dikwijls minder zekerheid geven.

Literatuur

Wynder EL, Graham E. Tobacco smoking as a possible etiologic factor in bronchiogenic carcinoma: a study of 684 proven cases. JAMA 1950;143:329-36.

Doll R, Hill AB. Mortality in relation to smoking: 10 years' observation of British doctors. BMJ 1964;1:1399-1410, 1460-7.

Stadel BV. Oral contraceptives and cardiovascular disease. NEJM 1981;305:612-8, 672-7.

Cleophas TJ, de Jong SJ, Niemeyer MG, Tavenier P, Zwinderman K, Kuypers C. Changes in life-style in men under sixty years of age before and after acute myocardial infarction: a case-control study. Angiology 1993;44(10):761-8. $andere auteurs$

Cleophas TJ, Tuinenberg E, van der Meulen J, et al. Wine consumption and other dietary variables in males under 60 before and after acute myocardial infarction. Angiology 1996;47:789-96.

2 Analyse van onderzoeksdata, en gebruikersvriendelijke statistische software

2.1 Inleiding

Via Microsoft's Excel zijn statistische analyses in beperkte mate mogelijk. Zoek in MENU het item EXTRA. Hieronder is te vinden GEGEVENSANALYSE. Mocht dit ontbreken, dan moet de Analysis Toolpak gebruikt worden. Uitgevoerd kunnen worden de gepaarde en ongepaarde t-toets en de z-toets voor ongepaarde proporties. Tevens is simpele lineaire regressie mogelijk. Voor Wilcoxon, Mann-Whitney, chi-kwadraat, McNemar, multipele lineaire regressie, logistische, logranktest, Cox-regressie enzovoort is SPSS een gebruikersvriendelijk programma dat ruim toepassing vindt bij de analyses van medische research. Eenvoudige univariate tests kunnen overigens ook heel goed met een pocket calculator uitgevoerd worden. We zullen de verschillende tests bespreken aan de hand van voorbeelden en dan uitleggen hoe ze in SPSS uitgevoerd kunnen worden. We zullen steeds eerst de theoretische achtergrond van de tests beschrijven, dan de pocket-calculator-methode en ten slotte de softwaremethode met commando's.

De volgende tests komen aan de orde:
1. t-test ongepaard
2. t-test gepaard
3. F-test (ANOVA = analysis of variance) gepaard
4. F-test (ANOVA = analysis of variance) ongepaard
5. Wilcoxon (niet-parametrisch)
6. Mann-Whitney (niet-parametrisch)
7. Z-test voor twee proporties
8. Chi-kwadraattest voor twee of meer proporties
9. Odds ratio test voor twee proporties
10. Lineaire regressie
11. Multipele lineaire regressie
12. Logistische regressie
13. Cox-regressie voor Kaplan-Meier-curves
14. Laplace-transformaties
15. Markow-modellen

Bij vrijwel alle hiervoor genoemde tests wordt begonnen met de berekening van de standaarddeviatie (SD) van de steekproeven. Daarmee zullen wij hier dus ook beginnen.

Voorbeeld

```
            55
            54
            51
            55
            53
            53
            54
            52+
mean        .... =>   ... / 8 =  53.375
```

```
            55      (55-53.375)²
            54      (54-53.375)²
            51      (51-53.375)²
            55      (55-53.375)²
            53      (53-53.375)²
            53      (53-53.375)²
            54      (54-53.375)²
            52      (52-53.375)² +
SD =                ............   => ..... /   n-1  =>√....=> 1.407885953
```

Deze procedure is erg bewerkelijk en met scientific pocket calculators gaat het veel sneller. De Commodore scientific calculator is een goed en goedkoop voorbeeld voor ongeveer 5 euro.

Resultaat berekende standaarddeviatie (SD):
  gemiddelde 53.375; SD 1.407885953

Op de Casio fx-825 scientific wordt dit als volgt berekend:

On mode . shift AC 55 M+ 54 M+ 51 M+ 55 M+ 53 M+ 53 M+ 54 M+ 52 M+ shift [x] shift σxn-1

Op de Texas TI-30 scientific op de volgende manier:

On 55 Σ+ 54 Σ+ 51 Σ+ 55 Σ+ 53 Σ+ 53 Σ+ 54 Σ+ 52 Σ+ 2nd x 2nd σxn-1

Op de Sigma AK 222 en Commodore wordt dit als volgt gedaan:

On 2ndf on 55 M+ 54 M+ 51 M+ 55 M+ 53 M+ 53 M+ 54 M+ 52 M+ x => M MR

Twee typen data, wetenschappelijke hypothesen

In vrijwel elk wetenschappelijk onderzoek kunnen de data ingedeeld worden in twee verschillende typen:
- Efficacy data, bijvoorbeeld bloeddrukken. Het betreft hier vaak continue data, dat wil zeggen data die alle mogelijke waarden kunnen aannemen, bijvoorbeeld cholesterolwaarden bij een cholesterolstudie. Het type statistische toets voor dit soort data is de t-toets of ANOVA.
- Safety data, bijvoorbeeld het deel van patiënten met bijwerkingen. Het betreft hier vaak kwalitatieve data oftewel ja-nee-data. Chi-kwadraat- of McNemar-toetsen worden gebruikt voor analyse.

Biologische processen zitten nu eenmaal vol variaties en dus kan statistiek geen zekerheid geven, alleen maar kansen. Wat voor soort kansen worden door de statistiek meestal berekend? Meestal de kans dat bepaalde hypothesen waar of onwaar zijn. Om wat voor soort hypothesen gaat het dan? Bijvoorbeeld de volgende:
- Geen verschil met 0 effect (het nieuwe middel doet niets, verschilt niet van placebo).
- Wel verschil met 0 effect.
- Nog slechter dan 0 effect.

Statistiek schat dus de kansen, en toetst de van tevoren geformuleerde hypothesen. Trials berekenen vaak een verschil tussen een testmedicatie en de controlemedicatie en toetsen vervolgens of dit verschil groter is dan 0. Dit is erg handig, want op die manier worden twee samples teruggebracht naar een gemiddeld verschil en dat wordt vergeleken met een verschil van 0. Deze procedure vereenvoudigt de analyse sterk.

2.3 Eerst data samenvatten

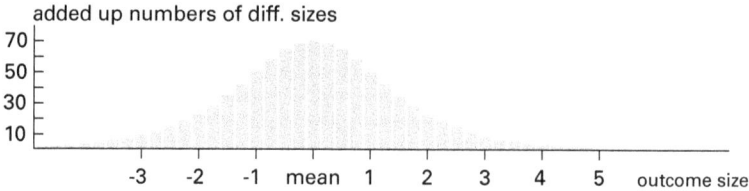

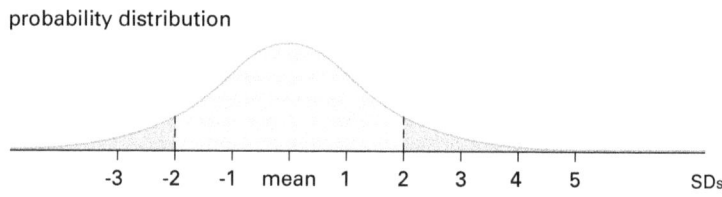

De data kunnen op verschillende manieren worden samengevat, maar veelal wordt het gedaan zoals afgebeeld in de figuur hiervoor. De bovenste tekening laat een zogeheten histogram zien. Stel, we meten in een grote groep mensen de daling van het cholesterol na een week behandeling met een cholesterolverlagende pil. Alle individuele dalingen worden verzameld. In het histogram zien we op de x-as alle individuele dalingen en op de y-as 'hoe vaak' ze geobserveerd worden. We zien een opmerkelijk patroon. De dalingen rond het gemiddelde worden het meest frequent geobserveerd, terwijl de staafjes aan beide zijden van de gemiddelde daling geleidelijk aan korter worden. Er is een klokvormig patroon ontstaan. Dat wordt een Gausse-curve genoemd. Dit heeft niets met wiskunde te maken, maar is een herhaalbaar gegeven bij aselecte steekproeven, een geschenk van de natuur, waarvan de statistiek dankbaar gebruikmaakt, zoals we zullen zien. De histogrammethode is een handige manier om de data te beschrijven, maar inadequaat voor statistische toetsing. Hiervoor moeten we een stapje verdergaan. De onderste tekening lijkt sprekend op de bovenste, maar er zijn een paar verschillen. Op de x-as zien we weer de individuele uitslagen, maar in plaats daarvan is het ook mogelijk om deze te vervangen door het gemiddelde en het aantal standaarddeviaties (SD's) afstand van het gemiddelde. Op de y-as is er veel veranderd. De staven zijn vervangen door een continue lijn.

Nu is het onmogelijk af te lezen hoeveel patiënten een bepaalde uitslag hadden, in plaats daarvan zijn er wel belangrijke conclusies mogelijk:
- de totale AUC (area under the curve) = 100% van de data;
- de AUC links van het gemiddelde = 50% van de data;
- de AUC links van −1 SD = 15% van de data;
- de AUC links van −2 SD's = 2.5% van de data;
- de AUC tussen −2 en +2 SD's = 95% van de data.

Het laatste interval wordt ook wel genoemd het 95% betrouwbaarheidsinterval van de data. Deze methode om de data samen te vatten is beter dan de histogrammethode maar nog steeds niet adequaat voor statistische toetsing. Daarvoor moeten we nog een stap verder gaan.

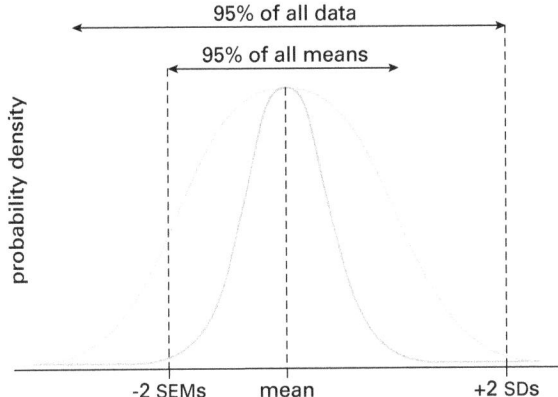

De voorgaande figuur laat niet één maar twee Gausse-curves zien: een brede curve die de verzameling van data van onze trial uitbeeldt en een nauwe curve die een andere betekenis heeft. De nauwe curve geeft de verzameling van gemiddelden van heel veel trials gelijk aan onze trial. Waarom mag je dat zeggen?
– Omdat onze trial representatief is, dat wil zeggen, wanneer je de trial herhaalt, zal het resultaat ongeveer hetzelfde zijn.
– Omdat de samenvatting van de gemiddelden van heel veel trials nu eenmaal minder outliers heeft en dus nauwer is dan de verzameling van de data zelf.

De nauwe curve heeft standard errors of the mean (SEMs) in plaats van SD's op de x-as en is heel effectief voor het toetsen van allerlei statistische hypothesen bijvoorbeeld:
– geen verschil tussen een nieuwe en oude behandeling;
– wel een verschil;
– de nieuwe behandeling is nog slechter dan de oude;
– de twee behandelingen zijn equivalent.
De SEM-curve is nauwer dan de SD-curve, omdat $SEM = SD / \sqrt{n}$ waarbij n de steekproefgrootte is van onze trial.

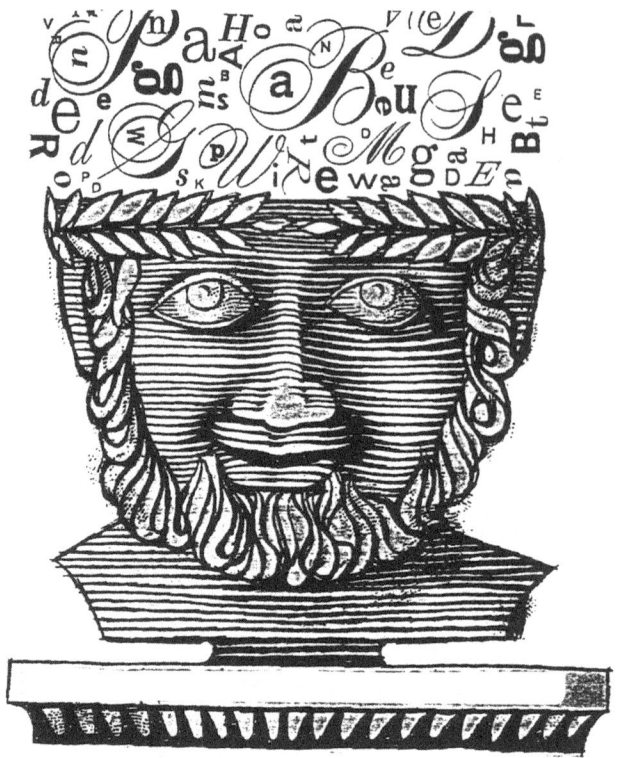

De figuur hiervoor beeldt uit dat het menselijk brein excelleert in hypothesen, maar hypothesen kunnen fout zijn. Daarom moeten ze steeds getoetst worden met harde data. Statistische analysen van harde data begint met de volgende aannamen:
– De studie is representatief voor de populatie (dat wil zeggen dat bij herhaling het verschil klein zal zijn).
– Herhaalde studies hebben ook dezelfde SD en SEM.
Na deze voorinformatie hebben we voldoende kennis om statistische hypothesen te gaan toetsen, en we beginnen met het uittekenen en toetsen van de nulhypothese.

24 Statistische hypothese: hypothese 0, met als voorbeeld de one sample t-test

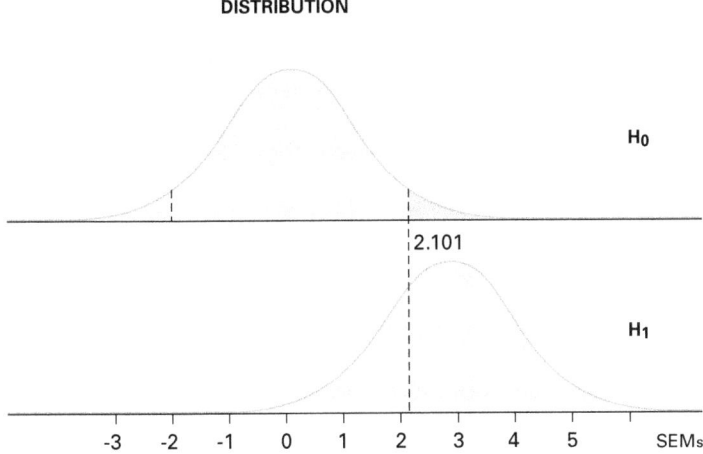

De curve H1 (ook wel genoemd hypothese 1) in de figuur hiervoor is een grafiek gebaseerd op data van onze trial met SEMs op de x-as. H0 (ook wel genoemd hypothese 0) is bijna dezelfde grafiek, maar wel met een gemiddelde van 0. Met deze twee grafieken die gebaseerd zijn op de data van onze trial gaan we nu een sprong maken naar de totale populatie, want het doen van predicties voor een hele populatie is het belangrijkste doel van onze studie.

H1 is ook de verzameling van gemiddelden van heel veel trials gelijk aan onze trial.

H0 is ook de verzameling van gemiddelden van heel veel trials gelijk aan onze trial, maar met een overall effect van 0.

Ons berekende gemiddelde is niet 0, maar 2.9. Toch zou dit gemiddelde een outlier kunnen zijn van een heleboel studies met overall effect 0. Als H0 waar is, dan is onze studie inderdaad een outlier.

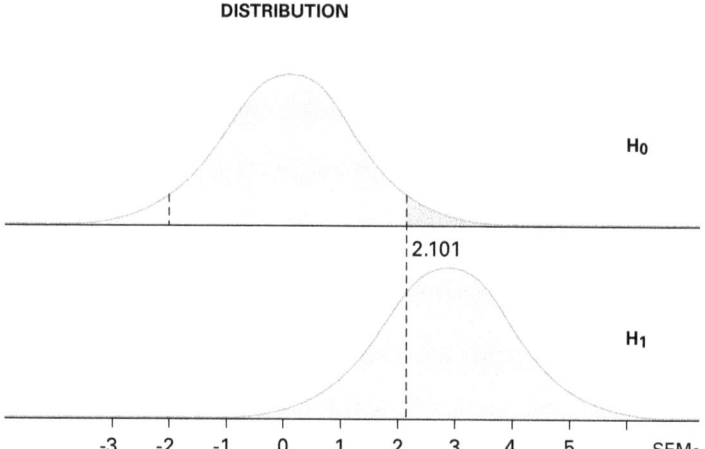

In de statistiek kun je niets bewijzen, maar je kunt wel kansen (probabilities) berekenen.

Een berekend gemiddeld resultaat van 2.9 SEMs ligt op grote afstand van 0. Neem aan dat dit resultaat toch hoort bij Ho. Slechts 5% van alle Ho-trials ligt op meer dan 2.1 SEMs afstand van 0. Dus is de kans dat onze studie hoort bij Ho minder dan 5%. We kunnen dus nu concluderen dat we minder dan 5% kans hebben om dit resultaat te vinden. Deze kleine kans wordt zo onwaarschijnlijk geacht dat hij verworpen wordt.

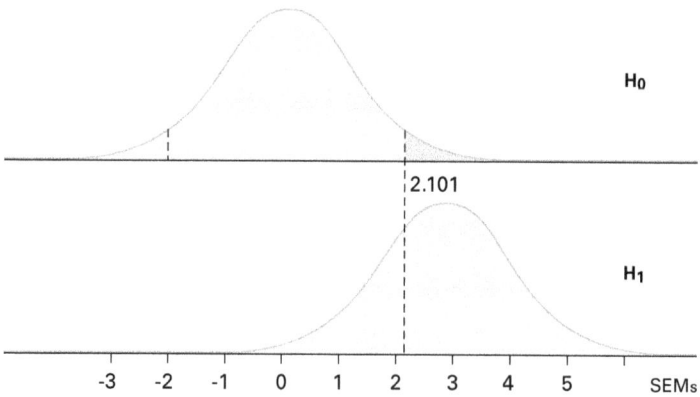

Onthoud het begrip *Alpha*	=	de kleine AUC rechts van 2.1,
	=	het gebied waar de Ho verworpen wordt,
	=	type-I-fout (de kans om een significant verschil van 0 te vinden, terwijl dat er eigenlijk niet is; we zitten namelijk onder de Ho-curve en verwerpen hem toch).

Een gemiddeld resultaat van 2.9 ligt een stukje verder van 0 verwijderd dan 2.1 en dus is de 'probability' om 2.9 te vinden nog veel kleiner dan 5%.

t-distribution

df	\multicolumn{4}{c}{Two-tailed *P*-value}			
	0.10	0.05	0.01	0.001
1	6.314	12.706	63.656	636.58
2	2.920	4.303	9.925	31.600
3	2.353	3.182	5.841	12.924
4	2.132	2.776	4.604	8.610
5	2.015	2.571	4.032	6.869
6	1.943	2.447	3.707	5.959
7	1.895	2.365	3.499	5.408
8	1.860	2.306	3.355	5.041
9	1.833	2.262	3.250	4.781
10	1.812	2.228	3.169	4.587
11	1.796	2.201	3.106	4.437
12	1.782	2.179	3.055	4.318
13	1.771	2.160	3.012	4.221
14	1.761	2.145	2.977	4.140
15	1.753	2.131	2.947	4.073
16	1.746	2.120	2.921	4.015
17	1.740	2.110	2.898	3.965
18	1.734	2.101	2.878	3.922
19	1.729	2.093	2.861	3.883
20	1.725	2.086	2.845	3.850
21	1.721	2.080	2.831	3.819
22	1.717	2.074	2.819	3.792
23	1.714	2.069	2.807	3.768
24	1.711	2.064	2.797	3.745
25	1.708	2.060	2.787	3.725
26	1.706	2.056	2.779	3.707
27	1.703	2.052	2.771	3.689
28	1.701	2.048	2.263	3.674
29	1.699	2.045	2.756	3.660
30	1.697	2.042	2.750	3.646
40	1.684	2.021	2.704	3.551
50	1.676	2.009	2.678	3.496
100	1.660	1.984	2.626	3.390
200	1.653	1.972	2.601	3.340
5000	1.645	1.960	2.577	3.293

We gebruiken de hiervoor afgebeelde t-tabel om uit te rekenen hoe groot precies de kleine area under the curve (AUC) is rechts van 2.9; in de linkerkolom staan de vrijheidsgraden (correcties op de steekproefgrootten van een onderzoek), daarnaast zijn er vier kolommen met t-waarden (de studieresultaten uitgedrukt in SEM-units, een begrip dat zo meteen uitgelegd zal worden) en de bovenste rij geeft de AUC's rechts van de t-waarden (de p-waarden). De t-tabel vertelt het precieze percentage van de AUC rechts van 2.9. Voor circa twintig vrijheidsgraden (wij gaan bij het voorbeeld uit van een steekproefgrootte van circa 20) bevindt de AUC rechts van 2.9 zich ook rechts van 2.878. Dus is de AUC hier < 0.01. De t-waarde is dus niet alleen < 0.05, maar ook nog < 0.01.

De t-waarde wordt vaak een gestandaardiseerd gemiddeld resultaat genoemd van een studie. Normaliter wordt het gemiddelde resultaat van een studie berekend in de grootheid van de variabele, bijvoorbeeld mm Hg, kg, mmol/l. De t-tabel is universeel en bevat geen mmol/l, maar drukt elk studieresultaat uit in SEM-units. Men moet dus eerst het eigen studieresultaat omrekenen in SEM-units wil men de t-tabel kunnen gebruiken voor statistische toetsing. De omrekening gaat als volgt.

$$\text{gemiddelde} \pm \text{SEM} = \frac{\text{gemiddelde}}{\text{SEM}} \pm \frac{\text{SEM}}{\text{SEM}} = t \pm 1$$

De t-waarden zijn dus te beschouwen als de studieresultaten niet uitgedrukt in mmol/l maar in SEM-units.

De volgende commando's zijn nodig voor het uitvoeren van een one sample t-test met behulp van statistische software SPSS:
1 analyze
2 compare means
3 one-sample test
4 test variable
5 ok

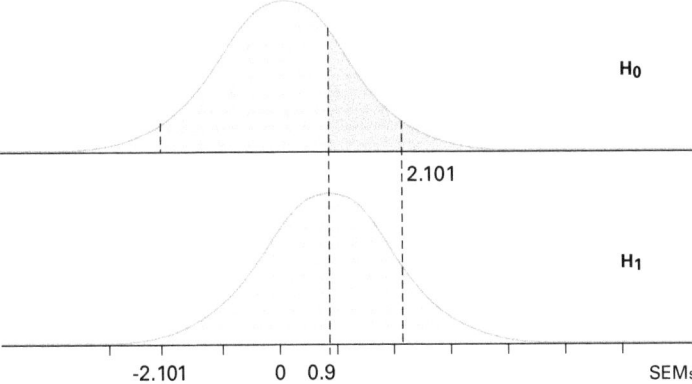

Hiervoor wordt een voorbeeld gegeven van een negatieve trial. Het gemiddelde trialresultaat bevindt zich op 0.9 SEMs afstand van 0 en bevindt zich dus lang niet aan de rechterkant van 2.1 SEMs. De Ho kan dus niet verworpen worden. De AUC rechts van 0.9 is niet 5% maar circa 35% van de totale AUC. Dit correspondeert met een P-waarde van circa 0.35 (35%).

2.5 Two-samples t-test (ongepaarde t-toets)

Tot nu toe hebben we het gemiddelde studieresultaat vergeleken met een hypothetisch studieresultaat van 0. In de praktijk gebeurt het vaker dat twee gemiddelden met elkaar vergeleken worden. Als voorbeeld worden twee groepen van patiënten behandeld met twee verschillende bètablokkers. We willen weten of de ene bètablokker de cardiac output (in liters/min) meer verlaagt dan de tweede.

	mean	±	SD	(liters/min)	$SEM^2 = SD^2 / n$
groep 1 (n = 10)	5.9	±	2.4	liter/min	5.76 / 10
groep 2 (n = 10)	4.5	±	1.7	liter/min	2.89 / 10

Trek het gemiddelde van groep 1 en 2 van elkaar af, 1.4 liter/min. Om te toetsen hebben we de gepoolde SEM van dit verschil nodig die gevonden wordt met behulp van de volgende formule

$$\text{gepoolde verschil} = \sqrt{(SEM_1^2 + SEM_2^2)} = \sqrt{0.865} = 0.930$$

NB: de gepoolde-SEM-van-een-verschil vind je door de afzonderlijk SEMs van de twee groepen gekwadrateerd op te tellen.

$$T = \frac{mean_1 - mean_2}{\text{pooled SEM}} = 1.4 / 0.930 = 1.505 \text{ met dfs } 20-2 = 18$$

dfs = degrees of freedom = vrijheidsgraden die hier overeenkomen met de steekproefgrootte minus het aantal studiegroepen.

t-distribution

df	Two-tailed *P*-value			
	0.10	0.05	0.01	0.001
1	6.314	12.706	63.656	636.58
2	2.920	4.303	9.925	31.600
3	2.353	3.182	5.841	12.924
4	2.132	2.776	4.604	8.610
5	2.015	2.571	4.032	6.869
6	1.943	2.447	3.707	5.959
7	1.895	2.365	3.499	5.408
8	1.860	2.306	3.355	5.041
9	1.833	2.262	3.250	4.781
10	1.812	2.228	3.169	4.587
11	1.796	2.201	3.106	4.437
12	1.782	2.179	3.055	4.318
13	1.771	2.160	3.012	4.221
14	1.761	2.145	2.977	4.140
15	1.753	2.131	2.947	4.073
16	1.746	2.120	2.921	4.015
17	1.740	2.110	2.898	3.965
18	1.734	2.101	2.878	3.922
19	1.729	2.093	2.861	3.883
20	1.725	2.086	2.845	3.850
21	1.721	2.080	2.831	3.819
22	1.717	2.074	2.819	3.792
23	1.714	2.069	2.807	3.768
24	1.711	2.064	2.797	3.745
25	1.708	2.060	2.787	3.725
26	1.706	2.056	2.779	3.707
27	1.703	2.052	2.771	3.689
28	1.701	2.048	2.263	3.674
29	1.699	2.045	2.756	3.660
30	1.697	2.042	2.750	3.646
40	1.684	2.021	2.704	3.551
50	1.676	2.009	2.678	3.496
100	1.660	1.984	2.626	3.390
200	1.653	1.972	2.601	3.340
5000	1.645	1.960	2.577	3.293

De hiervoor afgebeelde t-tabel werd bij de vorige tabel uitgelegd. Met een t-waarde van circa 1.5 en 18 vrijheidsgraden wordt geen statistische significantie bereikt. We schrijven NS = niet significant ($p > 0.10$) en concluderen dat er geen echt verschil bestaat tussen de eerste en de tweede bètablokker. Het kleine verschil wordt door toeval veroorzaakt.

2.6 Gepaarde t-toets (one-sample t-toets voor gepaarde observaties)

Hierna wordt een voorbeeld gegeven van een andere vorm van onderzoek. Twee behandelingen bij één en dezelfde persoon worden met elkaar vergeleken. In tegenstelling tot het vorige voorbeeld, is er nu dus maar één groep patiënten die twee keer behandeld wordt.

		hours of sleep	
patient	drug	placebo	difference
1	6.1	5.2	0.9
2	7.0	7.9	-0.9
3	8.2	3.9	4.3
4	7.6	4.7	2.9
5	6.5	5.3	1.2
6	7.8	5.4	3.0
7	6.9	4.2	2.7
8	6.7	6.1	0.6
9	7.4	3.8	3.6
10	5.8	6.3	-0.5
Mean	7.06	5.28	1.78
SD			1.79

Bereken uit de voorgaande tabel eerst de respectievelijke verschillen per patiënt, en dan een gemiddeld verschil met bijbehorende SD en SEM. SEM vind je met de formule SD/$\sqrt{n}$ en is hier 0.56. Het resultaat van de vergelijking is dus:

gemiddeld verschil ± SEM-waarde = 1.78 ± 0.56

De toets wordt als volgt uitgevoerd:

$$t = \frac{\text{gemiddelde verschil}}{\text{SEM}} = \frac{1.78}{0.56} = 3.18 \text{ bij 10 patiënten (10 −1 vrijheidsgraden)}$$

T-Table: v= degrees of freedom for t-variable,
Q=area under the curve right from the corresponding t-value,
2Q tests both right and left end of the total area under the curve.

v	Q = 0.4 2Q = 0.8	0.25 0.5	0.1 0.2	0.05 0.1	0.0,25 0.05	0.01 0.02	0.005 0.01	0.001 0.002
1	0.325	1.000	3.078	6.314	12.706	31.821	63.657	318.31
2	.289	0.816	1.886	2.920	4.303	6.965	9.925	22.326
3	.277	.765	1.638	2.353	3.182	4.547	5.841	10.213
4	.171	.741	1.533	2.132	2.776	3.747	4.604	7.173
5	0.267	0.727	1.476	2.015	2.571	3.365	4.032	5.893
6	.265	.718	1.440	1.943	2.447	3.143	3.707	5.208
7	.263	.711	1.415	1.895	2.365	2.998	3.499	4.785
8	.262	.706	1.397	1.860	2.306	2.896	3.355	4.501
9	.261	.703	1.383	1.833	2.262	2.821	3.250	4.297
10	0.261	0.700	1.372	1.812	2.228	2.764	3.169	4.144
11	.269	.697	1.363	1.796	2.201	2.718	3.106	4.025
12	.269	.695	1.356	1.782	2.179	2.681	3.055	3.930
13	.259	.694	1.350	1.771	2.160	2.650	3.012	3.852
14	.258	.692	1.345	1.761	2.145	2.624	2.977	3.787
15	0.258	0.691	1.341	1.753	2.131	2.602	2.947	3.733
16	.258	.690	1.337	1.746	2.120	2.583	2.921	3.686
17	.257	.689	1.333	1.740	2.110	2.567	2.898	3.646
18	.257	.688	1.330	1.734	2.101	2.552	2.878	3.610
19	.257	.688	1.328	1.729	2.093	2.539	2.861	3.579
20	0.257	0.687	1.325	1.725	2.086	2.528	2.845	3.552
21	.257	.686	1.323	1.721	2.080	2.518	2.831	3.527
22	.256	.686	1.321	1.717	2.074	2.508	2.819	3.505
23	.256	.685	1.319	1.714	2.069	2.600	2.807	3.485
24	.256	.685	1.318	1.711	2.064	2.492	2.797	3.467
25	.256	0.684	1.316	1.708	2.060	2.485	2.787	3.450
26	.256	.654	1.315	1.706	2.056	2.479	2.779	3.435
27	.256	.684	1.314	1.701	2.052	2.473	2.771	3.421
28	.256	.683	1.313	1.701	2.048	2.467	2.763	3.408
29	.256	.683	1.311	1.699	2.045	2.462	2.756	3.396
30	0.256	0.683	1.310	1.697	2.042	2.457	2.750	3.385
40	.255	.681	1.303	1.684	2.021	2.423	2.704	3.307
60	.254	.679	1.296	1.671	2.000	2.390	2.660	3.232
120	.254	.677	1.289	1.658	1.950	2.358	2.617	3.160
∞	.253	.674	1.282	1.645	1.960	2.326	2.576	3.090

De tabel hiervoor is een wat meer uitgebreide versie van de eerder getoonde t-tabellen.

Het belangrijkste verschil is dat bovenaan niet één rij met areas under the curve (AUC's) te zien is maar twee. De bovenste rij toetst eenzijdig, de onderste tweezijdig. Tweezijdig wil zeggen dat er rekening mee wordt gehouden dat het resultaat zowel groter dan 2 SEMs kan zijn als kleiner dan −2 SEMs.

Het resultaat van het voorbeeld geeft een t-waarde van 3.18 met 9 vrijheidsgraden. Dat betekent dus dat deze t-waarde tussen 2.821 en 3.250 ligt, en dus een tweezijdige AUC-waarde tussen 2% en 1% oplevert. Dus de *p*-waarde is hier < 0.02 en > 0.01.

Je kunt de toets uitvoeren met statistische software SPSS met de volgende commando's:
1 analyze
2 compare means
3 paired-samples test
4 voer paired samples in
5 ok

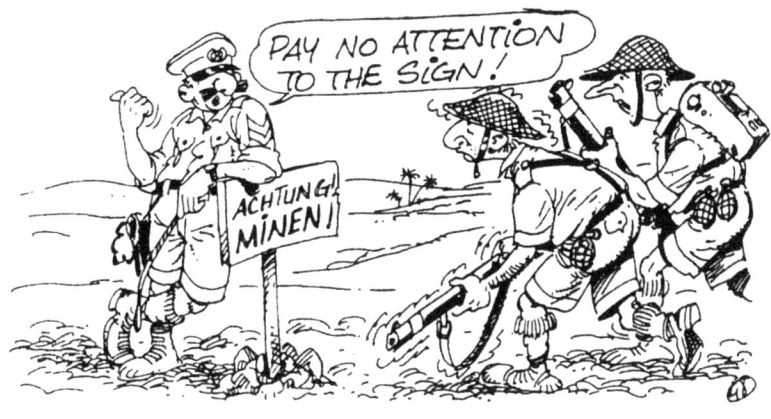

Be careful with type of data
Unless suffer serious damage!!!!!

Dezelfde trial als de vorige met een andere wijze van berekenen (de foute manier)

De tekening is bedoeld om onderzoekers te waarschuwen nooit een ongepaard databestand te analyseren met een gepaarde test en omgekeerd. Vaak worden de resultaten van een cross-over studie foutief getoetst en dat kan leiden tot een foutpositieve of foutnegatieve interpretatie van het resultaat.

We geven een voorbeeld van de foutieve aanpak en leggen uit waarom de aanpak foutief is.

patient	drug	placebo	difference
1	6.1	5.2	0.9
2	7.0	7.9	-0.9
3	8.2	3.9	4.3
4	7.6	4.7	2.9
5	6.5	5.3	1.2
6	7.8	5.4	3.0
7	6.9	4.2	2.7
8	6.7	6.1	0.6
9	7.4	3.8	3.6
10	5.8	6.3	-0.5
Mean	7.06	5.28	1.78
SD	0.76	1.26	1.79
SEM	0.24	0.40	0.56

Hiervoor staat het voorbeeld van gepaarde data uit de vorige paragraaf. We nemen dit voorbeeld nogmaals om de foutieve aanpak te demonstreren. Bereken eerst het gemiddelde, de SD en SEM van de eerste kolom, dan van de tweede kolom, dan het verschil met de gepoolde SEM.

$$\text{mean}_1 - \text{mean}_2 \pm \sqrt{(SEM_1)^2 + (SEM_2)^2} =$$
$$7.06 - 5.28 \pm \sqrt{(0.24)^2 + (0.40)^2} = 1.78 \pm 0.48$$
$$= 1.78 / 0.48 = 3.71$$
$$(\text{dfs} = 20-2 = 18)$$

Wanneer we dit in de t-tabel opzoeken, vinden we een p-waarde van 0.005 en dus bijna hetzelfde resultaat als bij de eerste toets. Er lijkt dus niks mis met deze foutieve aanpak, maar dat is anders als er, zoals zo vaak bij gepaarde data, een sterk positieve of sterk negatieve correlatie bestaat tussen de twee behandelingsmodaliteiten die met elkaar vergeleken worden!

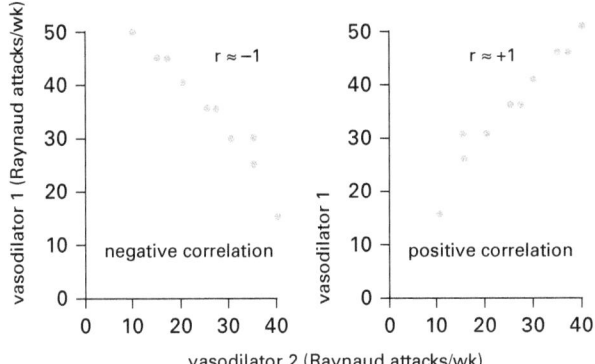

De voorgaande figuur geeft voorbeelden van gepaard onderzoek met sterk positieve en negatieve correlaties. Tien patiënten worden tweemaal behandeld; op de x-as het resultaat van de ene behandeling te zien, op de y-as dat van de andere. Het linker voorbeeld toont een negatieve correlatie zoals ook te zien is aan de r (correlatiecoëfficiënt) van −1. De correlatiecoëfficiënt wordt verder uitgelegd in het volgende hoofdstuk. Als de ene behandeling het goed doet, doet de andere het niet goed en omgekeerd. Rechts is het omgekeerd en dus bestaat er een sterk positieve correlatie. De correlatiecoëfficiënt is r = +1. Dit soort sterk positieve en negatieve correlaties heeft een vergaande invloed op de sensitiviteit van de statistische toetsen. Bij de positieve correlatie hiervoor levert de gepaarde t-toets een t van meer dan 4 op, terwijl de ongepaarde t-toets een t van circa 2 oplevert, dus borderline significant. Bij de negatieve correlatie hiervoor levert de gepaarde t-toets een t-waarde van 1.7 op, terwijl de ongepaarde t-toets weer circa 2 oplevert. Het is dus beslist een ernstige fout om gepaarde data ongepaard te toetsen.

2.8 Ongepaarde variantieanalyse (one-way ANOVA)

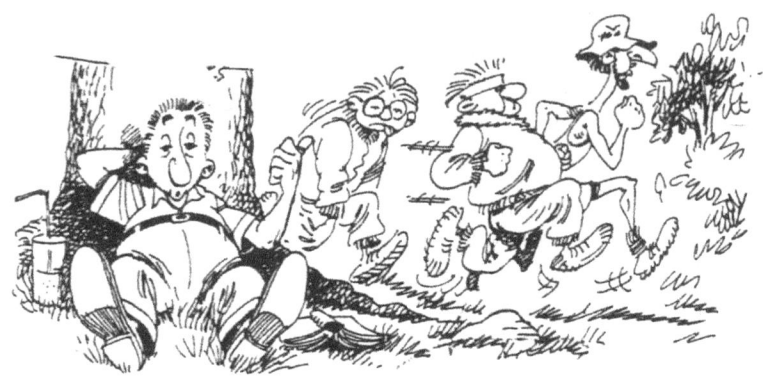

Tot dusver was het allemaal gemakkelijk. Nu wordt het even ingewikkeld. We behandelen in vogelvlucht variantieanalyse (analysis of variance = ANOVA), een ingewikkelde techniek met een eenvoudig principe en een techniek die onvermijdelijk is, als je meer dan twee behandelingsgroepen of behandelingsmodaliteiten met elkaar wilt vergelijken. Net als bij de t-toets is er een gepaarde en een ongepaarde versie. Het principe luidt dat we de afwijkingen van gemiddelden steeds kwadrateren. De optelsom van de kwadraten wordt gebruikt als index voor de variabiliteit in de data.

Ongepaarde ANOVA met drie groepen patiënten:

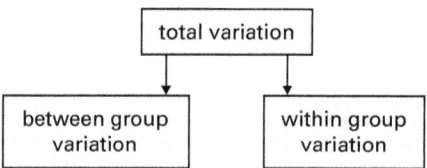

Bij ANOVA worden de variaties, ook wel genoemd verschillen, spreidingen, onzekerheden, afwijkingen van het verwachte gemiddelde in de data, uitgedrukt in optelsommen van kwadraten (sums of squares SS). Deze worden bij elkaar opgeteld om de totale variatie in de data te krijgen. Om een indruk te krijgen of de spreiding tussen de verschillende personen groot is vergeleken met de spreiding binnen een persoon (between-subject variation en within-subject variation genoemd), wordt de volgende procedure gevolgd.

group	patients	mean	SD
1	n	–	–
2	n	–	–
3	n	–	–

grand mean = (mean 1 + 2 + 3)/3
$SS_{between\ groups}$ = n (mean$_1$ – grand mean)^2 + n (mean$_2$ – grand mean)^2 + …
$SS_{within\ groups}$ = (n – 1)SD$_1^2$ + (n – 1) SD$_2^2$ + …

ANOVA maakt gebruik van de Fisher test (F-test) die een zogeheten F-waarde berekent.

$$F = \frac{SS_{between\ groups} / dfs}{SS_{within\ groups} / dfs}$$

De F-waarde wordt net als bij de t-toets gecorrigeerd op steekproefgrootte met een zogenoemde vrijheidsgradencorrectie (zie hiervoor, dfs = degrees of freedom).
De F-tabel, die achter in dit boek is te vinden, geeft vervolgens de p-waarde.

Als de grootte van de groepen onderling verschilt, kan een gewogen grand mean als volgt berekend worden: weighted grand mean = (n_1 mean$_1$ + n_2 mean$_2$) / (n_1 + n_2).
Het volgende getallenvoorbeeld vergelijkt drie behandelingsmodaliteiten om anemie te behandelen.

group	n patients	mean	SD
1	16	8.7125	0.8445
2	16	10.6300	1.2841
3	16	12.3000	0.9419

grand mean = (mean 1 + 2 + 3)/3 = 10.4926
$SS_{between\ groups}$ = 16 (8.7125 – 10.4926)^2 + 16 (10.6300 – 10.4926)^2 …
$SS_{within\ groups}$ = 15 × 0.8445^2 + 15 × 1.2841^2 + …
F = 49.9
P < 0.001

Als je twee groepen hebt en ANOVA wilt gebruiken in plaats van de t-toets, dan zul je zien dat de berekende F-waarde identiek is aan t^2. De ANOVA voor twee groepen is inderdaad vrijwel identiek aan de ongepaarde t-toets. De t-toets kan in feite beschouwd worden als een eenvoudige versie van ANOVA.

Voor het uitvoeren van voorgaande test met statistische software SPSS zijn de volgende commando's vereist:
1 analyze
2 compare means
3 one-way analysis of variance
4 dependent list (alle data)
5 factor (voer in 1, 2 of 3)
6 ok

2.9 Gepaarde ANOVA

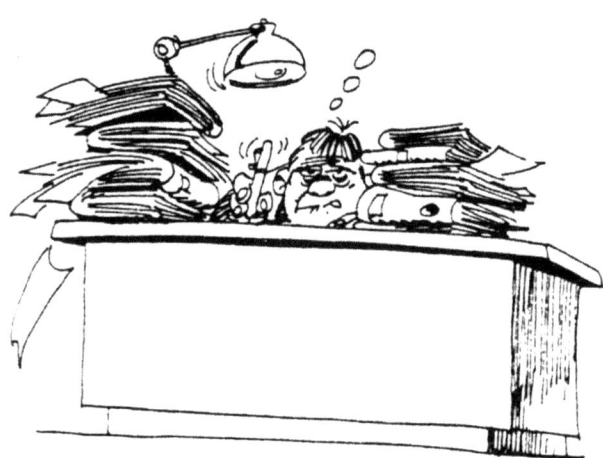

ANOVA kan zelfs bij een handjevol getallen een ongelofelijke berg rekenwerk opleveren. In paragraaf 2.8 is de ongepaarde ANOVA behandeld. Nu volgt de gepaarde ANOVA. Het principe is het volgende:

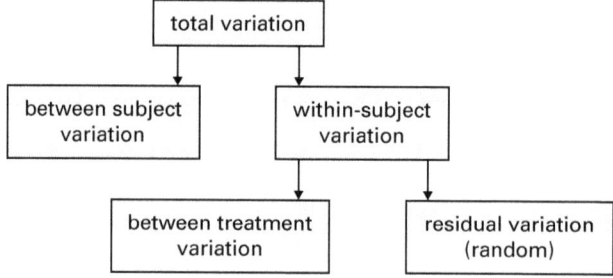

De verschillen in de data, ook wel variaties genoemd (zie paragraaf 2.8), worden weer uitgedrukt als optelsommen van kwadraten (sums of squares SS). Ze kunnen bij elkaar worden opgeteld om een beeld van de totale spreiding in de data te krijgen. We beoordelen of de treatment variation groot is in vergelijking met residual variation.

subject	treatment 1	treatment 2	treatment 3	SD^2
1	-	-	-	-
2	-	-	-	-
3	-	-	-	-
4	-	-	-	-
treatment mean	-	-	-	

grand mean = (treatment mean 1 + ...)/ 3 = ...

$SS_{within\ subject}$ = $SD_1^2 + SD_2^2 + SD_3^2$

$SS_{treatment}$ = (treatment mean 1 − grand mean)^2 + (treatment mean 2 − grand mean)^2 +...

$SS_{residual}$ = $SS_{within\ subject} - SS_{treatment}$

$$F = \frac{SS_{treatment} / dfs}{SS_{residual} / dfs}$$

Net als bij de ongepaarde ANOVA geeft de F-tabel de P-waarde.

Het volgende getallenvoorbeeld vergelijkt drie behandelingen voor verlaging van de perifere vaatweerstand (= bloeddruk / (cardiac output)).

person	treatment 1	treatment 2	treatment 3	SD²
1	22.2	5.4	10.6	147.95
2	17.0	6.3	6.2	77.05
3	14.1	8.5	9.3	18
4	17.0	10.7	12.3	21.45
treatment mean	17.58	7.73	9.60	

grand mean = 11.63

$SS_{within\ subjects} = 147.95 + 77.05 + ...$
$SS_{treatment} = (17.58 - 11.63)^2 + (7.73 - 11.63)^2 + ...$
$SS_{residual} = SS_{within\ subjects} - SS_{treatment}$
$F = 14.31$
$P < 0.01$ volgt uit de F-tabel.

Net als bij de ongepaarde ANOVA levert ook hier de t-toets in geval van twee behandelingen exact hetzelfde resultaat op als de gepaarde ANOVA. Het enige verschil is dat de berekende F-waarde gelijk is aan de t-waarde gekwadrateerd.

Voor uitvoering van de test met statistische software SPSS geef je de volgende commando's:
1 analyze
2 general linear model
3 univariate
4 dependent variable (outcome variable)
5 fixed factor (treatment modality of exposure variable)
6 ok

2.10 Niet-parametrische toetsen

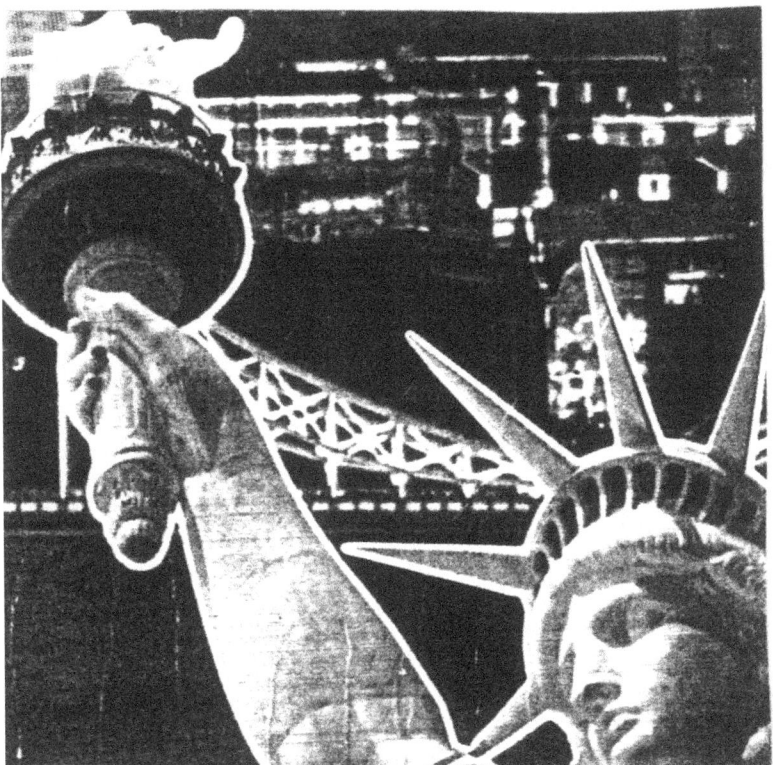

Het voorgaande vrijheidsbeeld is gebruikt om te laten zien dat je vrij bent om een niet-parametrische toets in bijna alle situaties toe te passen, maar je móet hem toepassen als de sampling distributie van je steekproef geen Gausse-verdeling heeft (kijk voor verdere uitleg hiervan nog eens in de eerste paragrafen van dit hoofdstuk).

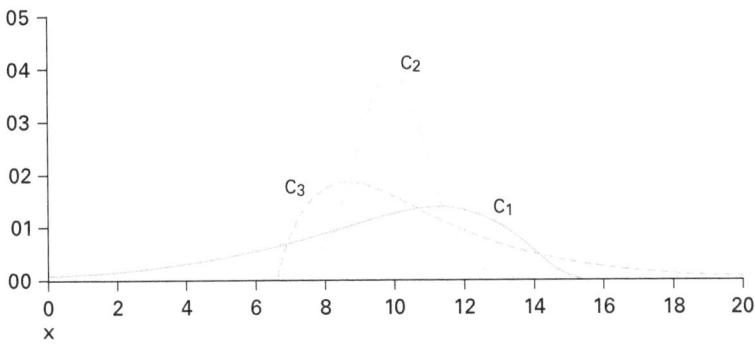

De voorgaande figuur laat een normale (de doorgetrokken lijn) en twee niet-normale steekproefverdelingen (de gestippelde lijnen) zien. Op de x-as hebben we de individuele data en op de y-as 'hoe vaak'.

Non-parametrische toetsen maken van asymmetrische steekproefverdelingen 'normale' oftewel Gausse-verdelingen, maar kunnen ook goed gebruikt worden voor normaal verdeelde data. Omdat ze dus nogal universeel toepasbaar zijn, is het over het algemeen veilig om ze toe te passen en ze worden in de medische literatuur dan ook veelvuldig gebruikt.

2.11 Gepaarde non-parametrische toets (Wilcoxon-test)

We geven eerst een voorbeeld van een gepaarde niet-parametrische toets en gebruiken hierbij dezelfde data als bij de gepaarde t-toets die in het begin van dit hoofdstuk is besproken.

Tien patiënten worden behandeld in een cross-over studie met een placebo of met een slaappil en het aantal slaapuren is de outcome-variabele.

patient	drug	hours of sleep placebo	difference	rank (ignoring sign)
1	6.1	5.2	0.9	3.5
2	7.0	7.9	-0.9	3.5
3	8.2	3.9	4.3	10
4	7.6	4.7	2.9	7
5	6.5	5.3	1.2	5
6	8.4	5.4	3.0	8
7	6.9	4.2	2.7	6
8	6.7	6.1	0.6	2
9	7.4	3.8	3.6	9
10	5.8	6.3	-0.5	1

Bij de Wilcoxon-test krijgen alle patiënten een rangordenummer (rank-number).

Het kleinste verschil in aantallen uren slaap tussen placebo en slaappil heeft patiënt 10, namelijk maar een half uur verschil. Het grootste verschil heeft patiënt 3. De patiënten 1 en 2 hebben hetzelfde verschil namelijk 0.9 uur. Wat de grootte van het verschil betreft hebben ze nummer 3 en 4, maar omdat de verschillen exact even groot zijn, althans als we het plus- en minteken even vergeten, krijgen ze beide rangnummer 3.5 en de nummers 3 en 4 worden verwijderd uit het rangnummerbestand. Vervolgens tellen we alle positieve rangnummers en alle negatieve rangnummers afzonderlijk op.

+ rangnummers = 3.5 + 10 + 7 + 5 + 8 + 6 + 2 + 9 = 50.5
− rangnummers = 3.5 + 1 = 4.5

De toetstabel achterin wordt gebruikt om de p-waarde te berekenen. Het kleinste van twee rangnummers wordt opgezocht en bedraagt hier 4.5. Bij een steekproefgrootte van n = 10 komt dat hier overeen met een p < 0.02. Dus is het resultaat van de toetsing hier ongeveer hetzelfde als bij de gepaarde t-toets, die eerder in dit hoofdstuk is behandeld.

Voor het uitvoeren van de test met statistische software SPSS geef je de volgende commando's:
1 analyze
2 non-parametric tests
3 2 related samples
4 vink aan Wilcoxon
5 voer in "test paired data"
6 ok

Ongepaarde test, Mann-Whitney-test

De ongepaarde niet-parametrische toets die het meest frequent wordt toegepast is de beroemde Mann-Whitney-toets. We gebruiken een voorbeeld om de toets uit te leggen (zie tabel hierna).

Twee parallelle groepen reumapatiënten worden behandeld met twee verschillende NSAID's. De dalingen van het gammaglobulinegehalte worden gebruikt als outcome-variabele. Plaats eerst alle data onder elkaar en geef een van de groepen een vetgedrukte letter. Begin met het kleinste getal, eindig met het grootste. Bij identieke dalingen: geef deze patiënten net als bij de Wilcoxon-toets een gemiddeld rangnummer. Tel vervolgens de rangnummers op: 81.5 voor de niet-vetgedrukte groep, 128.5 voor de vetgedrukte groep. Volgens de Mann-Whitney-toetstabellen (te vinden achter in dit boek) geldt: bij twee steekproeven van tien patiënten elk is een verschil > 71 nodig voor een p < 0.05. Dit wordt hier niet bereikt en hier is er dus geen statistisch significant verschil te vinden tussen de twee behandelingsgroepen.

Voor uitvoering van de toets via statistische software SPSS geef je de volgende commando's:

globulin concentration (g/l)	ranknumber
26	1
27	2
28	3
29	4
30	5
31	6
32	7
33	8
34	9
35	10
36	11
38	12.5
38	12.5
39	14.5
39	14.5
40	16
41	17
42	18
45	19.5
45	19.5

1 analyze
2 non-parametric tests
3 2 independent samples
4 test variable (alle data)
5 group variable (geef group 1 no. 0, group 2 no. 1)
6 ok

2.13 Toetsen voor de analyse van safety data

Efficacy data zijn niet altijd maar wel meestal gemiddelden van continue getallen, bijvoorbeeld de daling van het plasmacholesterolgehalte. Safety data zijn veelal proporties van patiënten met bijwerkingen. Voor de statistische analyse van proporties zijn speciale toetsen ontwikkeld.

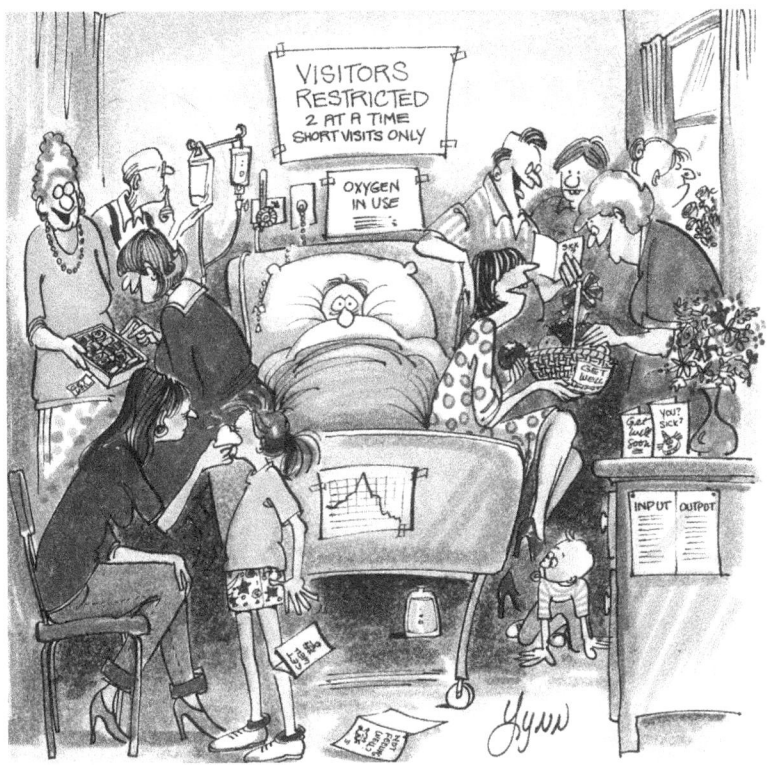

Als voorbeeld geven we een studie die twee groepen vergelijkt op bijwerkingen.

In de volgende tabel is het aantal patiënten vermeld met of zonder genoemde bijwerkingen. Het grootste verschil zit in de sleepiness data (5 versus 10 en 9 versus 6 waren slaperig). Er lijken dus meer patiënten slaperig te worden van een bètablokker dan van een alfablokker, en de vraag zou kunnen zijn, of dit verschil statistisch significant is.

| | alfa blocker | | beta blocker | |
| | n = 16 | | n = 15 | |
side effect	yes	no	yes	no
nasal congestion	10	6	10	5
alcohol intolerance	2	12	2	13
urine incontinence	5	11	5	10
disturbed ejaculation	4	2	2	2
disturbed potence	4	2	2	2
dry mouth	8	8	11	4
tiredness	9	7	11	4
palpitations	5	11	2	13
dizziness at rest	4	12	5	10
dizziness with exercise	8	8	12	3
orthostatic dizziness	8	8	10	5
sleepiness	5	10	9	6

Om de voorgaande vraag te beantwoorden hebben we de standaarddeviatie (SD) van de proporties nodig. Hiervoor wordt een formule gebruikt die er heel anders uitziet dan de formule voor de SD van gemiddelden van continue getallen.

1     $SD_{continue\ getallen} = \sqrt{[\frac{\Sigma(x-\bar{x})^2}{(n-1)}]}$

2     $SD_{proporties} = \sqrt{[p(1-p)]}$

(p = proportie bijv. 10 / 15)

Uit de SD moet een SE (standerd error) berekend worden met de formule $SD/\sqrt{n}$
Waarbij n de steekproefgrootte is. Waarom is $SD = \sqrt{p(1-p)}$ een goede formule voor de standaarddeviatie die we willen weten?
Stel, het gemiddelde van de bevolking is dat 10/15 mensen overdag af en toe

slaperig zijn. Dan komt 10/15 bij een willekeurige steekproef van 15 mensen het meest frequente voor.

En de kans op meer of minder dan 10 wordt in praktijk snel kleiner. De grafiek geeft op de x-as alle steekproefresultaten, en op de y-as hoe vaak het betreffende resultaat zal worden geobserveerd.

Deze kansen worden exact berekend met behulp van de binomiaalformule (behandeld op de middelbare school, pakket wiskunde A). Bij veel steekproeven volgt de grafiek een Gausse-verdeling met een SD waar de formule $\sqrt{p(1-p)}$ een goede benadering voor vormt.

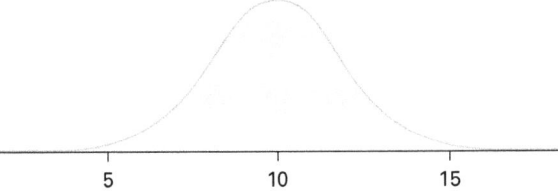

10 meeste;
8 of minder maar 15% kans;
7 of minder maar 2.5% kans;
5 of minder maar 1% kans.

z-test (t-test voor proporties)

Als, zoals hiervoor getoond, multipele steekproeven bestaande uit proporties een Gausse- (oftewel normale) frequentieverdeling hebben, dan zou het mogelijk moeten zijn om de t-toets toe te passen voor analyse, want ook de t-toets is gebaseerd op Gausse-verdelingen (ofschoon bij heel kleine steekproeven met t-data de curves iets te wijd zijn voor volledig normaal, zoals in het begin van dit hoofdstuk besproken). Toch kunnen we proberen of we proporties met de t-toets kunnen analyseren. Eerst om het geheugen op te frissen een voorbeeld met t-data.

Toets het verschil van de gemiddelden van twee steekproeven met continue getallen:

	slaapuren per nacht	
	mean	SE
groep 1 (n = 10)	5.9	0.759
groep 2	4.5	0.538

verschil = d = 1.4
gepoolde SE = 0.930 = $\sqrt{(SE_1^2 + SE_2^2)}$
t = d / SE_{pool} = 1.505
$p > 0.05$ volgens de t-tabel met 2 × 10 − 2 = 18 vrijheidsgraden

Nu een voorbeeld met proporties.

slape-rigen	yes (aantal)	no (aantal)				
groep 1	5	10	proportie p_1	=	5/15	$SE_1 = \sqrt{(p_1(1-p_1))}/\sqrt{n_1}$
groep 2	9	6	proportie p_2	=	9/15	$SE_2 = \ldots\ldots\ldots\ldots$
			verschil = d	=	-4/15	gepoolde SE = $\sqrt{(SE_1^2 + SE_2^2)}$
			de t- oftewel z-waarde = d / SE_{pool} = 1.45			

Hierna staat de t-tabel die de bijpassende p-waarde moet opleveren.

v	Q = 0.4	0.25	0.1	0.05	0.025	0.01	0.005	0.001
	2Q = 0.8	0.5	0.2	0.1	0.05	0.02	0.01	0.002
1	0.325	1.000	3.078	6.314	12.706	31.821	63.657	318.31
2	.289	0.816	1.886	2.920	4.303	6.965	9.925	22.326
3	.277	.765	1.638	2.353	3.182	4.547	5.841	10.213
4	.171	.741	1.533	2.132	2.776	3.747	4.604	7.173
5	0.267	0.727	1.476	2.015	2.571	3.365	4.032	5.893
6	.265	.718	1.440	1.943	2.447	3.143	3.707	5.208
7	.263	.711	1.415	1.895	2.365	2.998	3.499	4.785
8	.262	.706	1.397	1.860	2.306	2.896	3.355	4.501
9	.261	.703	1.383	1.833	2.262	2.821	3.250	4.297
10	0.261	0.700	1.372	1.812	2.228	2.764	3.169	4.144
11	.269	.697	1.363	1.796	2.201	2.718	3.106	4.025
12	.269	.695	1.356	1.782	2.179	2.681	3.055	3.930
13	.259	.694	1.350	1.771	2.160	2.650	3.012	3.852
14	.258	.692	1.345	1.761	2.145	2.624	2.977	3.787
15	0.258	0.691	1.341	1.753	2.131	2.602	2.947	3.733
16	.258	.690	1.337	1.746	2.120	2.583	2.921	3.686
17	.257	.689	1.333	1.740	2.110	2.567	2.898	3.646
18	.257	688	1.330	1.734	2.101	2.552	2.878	3.610
19	.257	.688	1.328	1.729	2.093	2.539	2.861	3.579
20	0.257	0.687	1.325	1.725	2.086	2.528	2.845	3.552
21	.257	.686	1.323	1.721	2.080	2.518	2.831	3.527
22	.256	.686	1.321	1.717	2.074	2.508	2.819	3.505
23	.256	.685	1.319	1.714	2.069	2.600	2.807	3.485
24	.256	.685	1.318	1.711	2.064	2.492	2.797	3.467
25	0.256	0.684	1,316	1.708	2.060	2.485	2.787	3.450
26	.256	.654	1,315	1.706	2.056	2.479	2.779	3.435
27	.256	.684	1,314	1.701	2.052	2.473	2.771	3.421
28	.256	.683	1,313	1.701	2.048	2.467	2.763	3.408
29	.256	.683	1.311	1.699	2.045	2.462	2.756	3.396
30	0.256	0.683	1.310	1.697	2.042	2.457	2.750	3.385
40	.255	.681	1.303	1.684	2.021	2.423	2.704	3.307
60	.254	.679	1.296	1.671	2.000	2.390	2.660	3.232
120	.254	.677	1.289	1.658	1.950	2.358	2.617	3.160
∞	.253	.674	1.282	1.645	1.960	2.326	2.576	3.090

We kunnen bij proporties gebruikmaken van de onderste rij van de t-tabel. In deze rij worden de t-waarden z-waarden genoemd en de t-test voor proporties wordt de z-test genoemd. De test verschilt van de t-test, omdat de data ongeacht de grootte van de steekproef een z-verdeling (= normale verdeling) volgen. De t-verdeling lijkt veel op een normale verdeling, maar de Gausse-curves zijn hier bij kleine steekproeven een beetje wijder dan de normale verdelingen. Dit fenomeen heeft trouwens geen mathematische achtergrond, maar is louter een mathematische poging om de natuur te beschrijven. Als de z-waarde gelijk is aan 1.45 dan is de p-waarde dus > 0.05. De z-test is adequaat, maar wordt in de praktijk weinig gebruikt. Overigens bestaat er het fenomeen van 'redundancy' in de statistiek: er zijn vaak multipele statistische toetsen mogelijk voor analyse van een en hetzelfde type data en de uitslag is veelal grotendeels hetzelfde. Het is dan de keuze van de onderzoekers aan welke toets ze de voorkeur geven. Een voorbeeld hiervan is het gebruik van de chi-kwadraattoets in plaats van de z-toets.

2.15 Chi-kwadraattest

Een gemakkelijkere manier om proporties te testen is volgens sommigen de chi-kwadraat (χ^2) test. Voordat we deze test bespreken, eerst wat filosofische bespiegelingen.
Herhaalde observaties hebben:
– een centrale neiging;
– de neiging om af te wijken van verwachte gemiddelden.

Als we predicties willen doen met steekproeven, hebben we een index nodig voor de verwachte afwijking van het gemiddelde oftewel van de verwachte overall waarde (n).
Waarom niet alle afwijkingen optellen? Dit werkt niet, want bij normale verdelingen is de optelsom = 0. Een andere mogelijkheid is het tussen absoluut-strepen zetten van alle afwijkingen, maar daarvoor heeft de statistische wereld niet gekozen. Uiteindelijk heeft men gekozen voor de volgende pragmatische oplossing die in onze ogen niet de gemakkelijkste is: gebruik als index de opgetelde afwijkingen in het kwadraat ((afwijkingen)^2, een term die ook variantie genoemd wordt). Dit is misschien niet de meest voor de hand liggende oplossing, maar statistici hebben wereldwijd gekozen voor deze oplossing. Het eerste probleem dat zich hierbij voordoet is: gemiddelden en proporties volgen normale frequentieverdelingen, maar varianties doen dat niet. Zij volgen een normale frequentieverdeling in het kwadraat (normale – verdeling)^2.

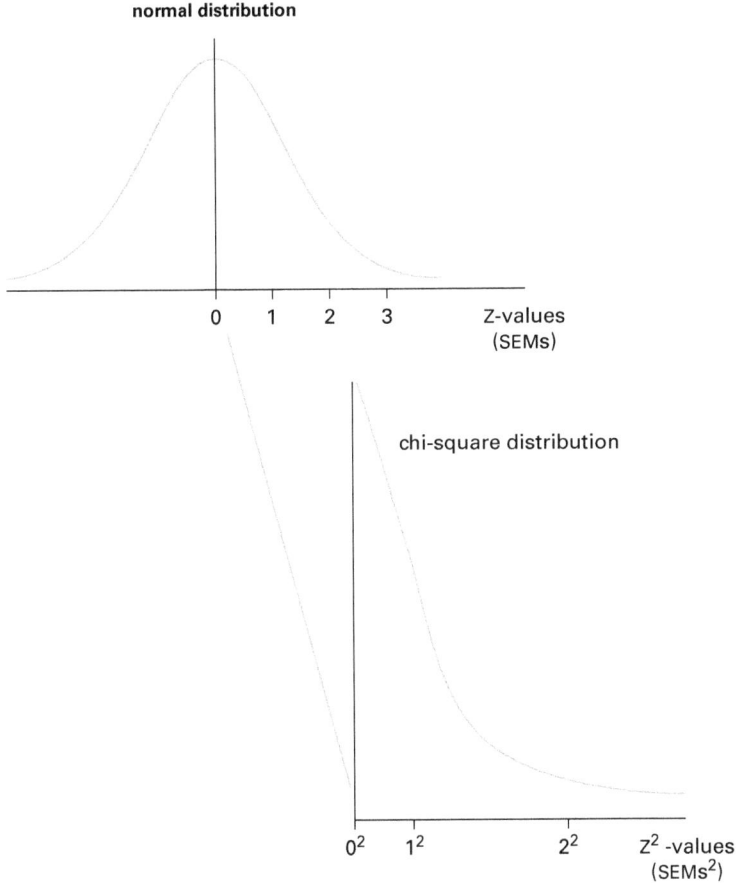

De bovenste tekening geeft een normale verdeling, waarmee bijvoorbeeld de gemiddelden van veel trials vergelijkbaar met die van onze trial beschreven kunnen worden. De onderste tekening geeft een (normale verdeling)^2, en kan worden gebruikt om varianties van veel trials te beschrijven die vergelijkbaar zijn met die van onze trial. De vorm van de laatste geeft geen negatieve x-waarden meer, terwijl de y-waarden tweemaal zo hoog worden, de hele grafiek wordt uitgerekt door de kwadratering van de y-as.

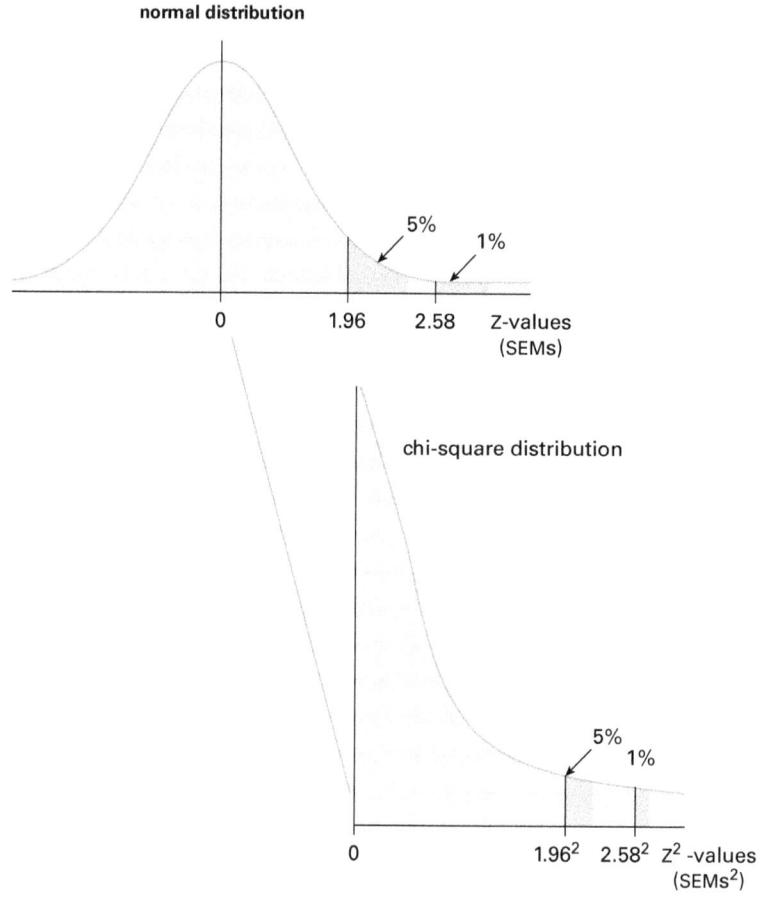

Met een normale frequentieverdeling kun je testen of het gemiddelde van je studie significant verschilt van 0. Als het gemiddelde resultaat van onze studie > 2 (1.96) SEMs afstand van 0 heeft, dan is de kans dat onze studie hoort bij de nulhypothese (Ho) < 5%. Dus verwerpen we de nulhypothese. Dit wordt ook uitgelegd in paragraaf 2.4 en verder.

Met een (normale frequentieverdeling)^2 kun je testen of de variantie van je studie significant verschilt van 0. Als de variantie van een studie > 1.96^2 afstand heeft van 0, dan is de kans dat de studie hoort bij de nulhypothese Ho < 5%. Dus ook hier kunnen we dan de nulhypothese verwerpen. De chi-kwadraatcurves en de chi-kwadraatstatistiek worden veel toegepast in de statistiek, maar soms is het lastig het eenvoudige principe erin te herkennen. Ook variantieanalyse (ANOVA) berust erop. We geven enkele eenvoudige voorbeelden.

Hoe werkt de χ^2 2×2 tabel, voorbeeld 1

Sleepy Observed (O)	not sleepy	Sleepy Expected from population (E)	not sleepy
a (n = 5)	b (n = 10)	α (n = 10)	β (n = 5)

Verschillen de 'observed' proporties van gemiddelde verwachting?

$a - \alpha = 5 - 10 = -5$
$b - \beta = 10 - 5 = \underline{5} +$
$ 0$ optellen werkt niet,
(verschillen)² optellen werkt wel.
$(a - \alpha)^2 = 25$ (1)
$(b - \beta)^2 = 25$ (2)

Deze resultaten moeten net als bij de t-toets nog gestandaardiseerd worden door ze te delen door hun eigen standaard errors, wat goed benaderd kan worden met α en β:

deel door (1) α   = 2.5
deel door (2) β   = $\underline{5\ +}$
$\phantom{\text{deel door (2) β}}\chi^2 = 7.5$

De χ^2-waarde is de optelsom van de gekwadrateerde afwijkingen van wat je overall verwachten kunt, ook wel genoemd de varianties in je data, terwijl α de SE is van $(a - \alpha)^2$. Deze chi-kwadraatwaarde kan in de chi-kwadraattabel worden opgezocht en de bijbehorende p-waarde wordt door de tabel geleverd.

Bij de volgende chi-kwadraattabel is enige uitleg nodig. De linker kolom geeft vrijheidsgraden, wat in statistische tabellen veelal overeenkomt met de steekproefgrootte, maar hier met het aantal cellen in een '(n − 1) × (k − 1)' tabel (n = rijen, k = kolommen); de overige kolommen geven chi-kwadraatwaarden, wat beschouwd kan worden als varianties (optelsommen van de kwadraten van de afstanden van de individuele waarden van het gemiddelde of de overall waarde) van steekproeven, de resultaten van de studies dus; de bovenste rij getallen geeft de areas under the curve, dus net als bij de t-tabel de p-waarden.

Chi-squared distribution

df	Two-tailed P-value			
	0.10	0.05	0.01	0.001
1	2.706	3.841	6.635	10.827
2	4.605	5.991	9.210	13.815
3	6.251	7.815	11.345	16.266
4	7.779	9.488	13.277	18.466
5	9.236	11.070	15.086	20.515
6	10.645	12.592	16.812	22.457
7	12.017	14.067	18.475	24.321
8	13.362	15.507	20.090	26.124
9	14.684	16.919	21.666	27.877
10	15.987	18.307	23.209	29.588
11	17.275	19.675	24.725	31.264
12	18.549	21.026	26.217	32.909
13	19.812	22.362	27.688	34.527
14	21.064	23.685	29.141	36.124
15	22.307	24.996	30.578	37.698
16	23.542	26.296	32.000	39.252
17	24.769	27.587	33.409	40.791
18	25.989	28.869	34.805	42.312
19	27.204	30.144	36.191	43.819
20	28.412	31.410	37.566	45.314
21	29.615	32.671	38.932	46.796
22	30.813	33.924	40.289	48.268
23	32.007	35.172	41.638	49.728
24	33.196	36.415	42.980	51.179
25	34.382	37.652	44.314	52.619
26	35.563	38.885	45.642	54.051
27	36.741	40.113	46.963	55.475
28	37.916	41.337	48.278	56.892
29	39.087	42.557	49.588	58.301
30	40.256	43.773	50.892	59.702
40	51.805	55.758	63.691	73.403
50	63.167	67.505	76.154	86.660
60	74.397	79.082	88.379	99.608
70	85.527	90.531	100.43	112.32
80	96.578	101.88	112.33	124.84
90	107.57	113.15	124.12	137.21
100	118.50	124.34	135.81	149.45

De chi-kwadraatwaarde is in het hiervoor genoemde voorbeeld dus $\chi^2 = 7.5$. Voor $(2-1) \times (2-1) = 1$ vrijheidsgraad, zoals hier het geval is, levert dit een p-waarde op van < 0.01. Het verschil tussen de geobserveerde steekproef en het te verwachten resultaat is dus significant groter dan nul. Dus is er een significant verschil tussen het geobserveerde en verwachte resultaat.

Hoe werkt χ^2, 2×2 tabel, voorbeeld 2

Meestal is er geen informatie over wat je kunt verwachten in medisch onderzoek en moet je voor je eigen controleobservaties zorgen. Hierna staat een voorbeeld.

	Sleepy Observed	not sleepy	Sleepy Expected	not sleepy
group 1	5 (a)	10 (b)	... (α)	... (β)
group 2	9 (c)	6 (d)	... (γ)	... (δ)

Voor de analyse gaan we eerst een schatting maken van verwachte proporties, uitgaande van de nulhypothese dat er eigenlijk geen echt verschil bestaat tussen de twee groepen en dat de verschillen dus helemaal op toeval berusten. De beste schatting voor cel a wordt gevonden met de volgende procedure: deel slaperigen (14) door observaties (30), vermenigvuldig met observaties in group (15).

$\alpha = 14/30 \times 15 = 7$
$a - \alpha = 5 - 7 = -2$
bereken weer $(a - \alpha)^2 / \alpha$

Doe vervolgens hetzelfde voor de andere cellen:

cell 1: $(a - \alpha)^2 / \alpha = (5 - 7)^2 / 7 = 4/7 = 0.57$
2: $(b - \beta)^2 / \beta =$
3: $(c - \gamma)^2 / \gamma =$
4: $(d - \delta)^2 / \delta =$ _____+
$\chi^2 = 2.1428 \Rightarrow \chi^2$ tabel

We hebben de chi-kwadraattabel, zie hiervoor, weer nodig om de p-waarde te vinden. Voorbeeld 2 heeft evenveel vrijheidsgraden als het eerste voorbeeld namelijk $(2 - 1) \times (2 - 1) = 1$ vrijheidsgraad.

Chi-squared distribution

df	Two-tailed P-value			
	0.10	0.05	0.01	0.001
1	2.706	3.841	6.635	10.827
2	4.605	5.991	9.210	13.815
3	6.251	7.815	11.345	16.266
4	7.779	9.488	13.277	18.466
5	9.236	11.070	15.086	20.515
6	10.645	12.592	16.812	22.457
7	12.017	14.067	18.475	24.321
8	13.362	15.507	20.090	26.124
9	14.684	16.919	21.666	27.877
10	15.987	18.307	23.209	29.588
11	17.275	19.675	24.725	31.264
12	18.549	21.026	26.217	32.909
13	19.812	22.362	27.688	34.527
14	21.064	23.685	29.141	36.124
15	22.307	24.996	30.578	37.698
16	23.542	26.296	32.000	39.252
17	24.769	27.587	33.409	40.791
18	25.989	28.869	34.805	42.312
19	27.204	30.144	36.191	43.819
20	28.412	31.410	37.566	45.314
21	29.615	32.671	38.932	46.796
22	30.813	33.924	40.289	48.268
23	32.007	35.172	41.638	49.728
24	33.196	36.415	42.980	51.179
25	34.382	37.652	44.314	52.619
26	35.563	38.885	45.642	54.051
27	36.741	40.113	46.963	55.475
28	37.916	41.337	48.278	56.892
29	39.087	42.557	49.588	58.301
30	40.256	43.773	50.892	59.702
40	51.805	55.758	63.691	73.403
50	63.167	67.505	76.154	86.660
60	74.397	79.082	88.379	99.608
70	85.527	90.531	100.43	112.32
80	96.578	101.88	112.33	124.84
90	107.57	113.15	124.12	137.21
100	118.50	124.34	135.81	149.45

De chi-kwadraatwaarde $\chi^2 = 2.1428$ met 1 vrijheidsgraad levert een p-waarde op van > 0.05, het verschil tussen groep 1 en groep 2 is dus niet significant. Ditzelfde resultaat gold trouwens ook voor de z-test.

Chi-kwadraat met pocket-calculator-methode voor 2×2 tabellen

De derde manier om 2×2 tabellen met proportionele data te analyseren is de pocket-calculator-methode die exact dezelfde chi-kwadraatwaarde oplevert als de hiervoor getoonde meer ingewikkelde procedure.

Voorbeeld 1

	sleepiness(aantal)	no sleepiness	
group 1	5 (a)	10 (b)	15 (a+b)
group 2	9 (c)	6 (d)	15 (c+d)
	14 (a+c)	16 (b+d)	30 (a+b+c+d)

$$\chi^2 = \frac{(ad - bc)^2 (a+b+c+d)}{(a+b)(c+d)(b+d)(a+c)} = \frac{(30-90)^2 (30)}{15 \times 15 \times 16 \times 14} = \frac{3600 \times 30}{15 \times 15 \times 16 \times 14} = \frac{108.000}{50.400} = 2.1428$$

Volgens de chi-kwadraattabel wordt hier dus hetzelfde resultaat gevonden als eerder: geen significant verschil tussen groep 1 en groep 2.

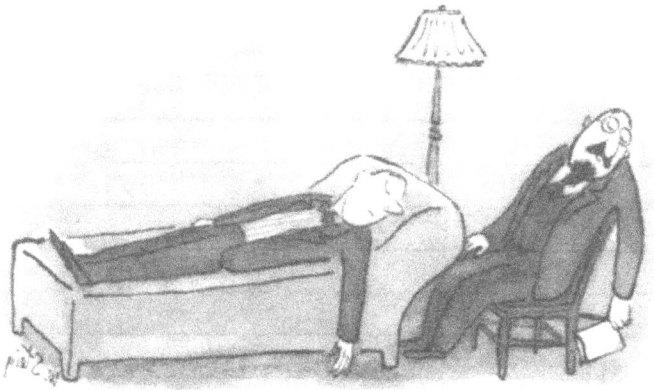

Voorbeeld 2

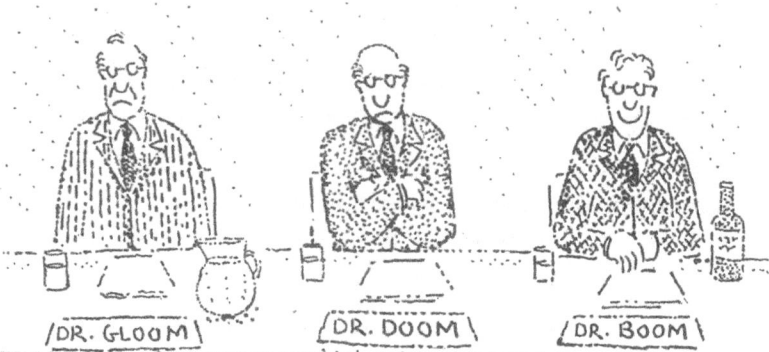

Twee specialistenmaatschappen fuseren, maar tijdens de fusievergadering komt een van de maatschappen enigszins in opspraak wegens een hoog verzuim door burn-out. Als er een significant verschil in burn-out tussen maatschap 1 en 2 bestaat, zou dat een reden voor maatschap 2 kunnen zijn om af te zien van de fusie.

	burn-out (aantal)	no burn-out	
maatschap 1	3 a	7 b	10 (a+b)
maatschap 2	0 c	10 d	10 (c+d)
	3 (a+c)	17 (b+d)	20 (a+b+c+d)

$$\chi^2 = \frac{(ad-bc)^2 (a+b+c+d)}{(a+b)(c+d)(b+d)(a+c)} = \frac{(30-0)^2 (20)}{10 \times 10 \times 17 \times 3} = 900 \times 20 = 3.6$$

Een resultaat van $0.05 < p < 0.10$ geeft een zogeheten trend tot significantie, het resultaat lijkt geen toeval. Overigens is dit voorbeeld wat dubieus, omdat er voor een betrouwbare chi-kwadraattest in het algemeen van uitgegaan wordt dat het minimum aantal patiënten in een cel $n = 5$ is en dat is hier dus niet het geval.

Oefenvoorbeeld 1

Op een verpleegafdeling heeft men besloten niet op het gevoel beslissingen te nemen over een toegenomen aantal klachtenbrieven die zijn binnengekomen, maar de 'scientific method' te hanteren; dat wil zeggen eerst toetsen of het verschil tussen twee perioden statistisch significant is of berust op toevalligheid. Het zou wenselijk zijn dat dat wat vaker gebeurde, omdat het een heleboel werk en irrelevante beslissingen overbodig kan maken.

	klachtenbrieven (aantal)	geen klachtenbrieven	
vorige periode	15 (a)	20 (b)	35 (a+b)
huidige periode	15 (c)	5 (d)	20 (c+d)
	30 (a+c)	25 (b+d)	55 (a+b+c+d)

pocket calculator
$$\frac{(ad-bc)^2 (a+b+c+d)}{(a+b)(c+d)(b+d)(a+c)} = \qquad p = \ldots..$$

Op een verpleegafdeling vallen veel meer mensen uit bed dan op de verpleegafdeling ernaast. Ook hier heeft men besloten om niet gevoelsmatig te beslissen dat hier iets serieus aan de hand is, maar heeft men besloten eerst te toetsen of het verschil niet door toeval veroorzaakt kan worden.

	uit bed vallen (aantal)	niet uit bed vallen	
afdeling 1	16 (a)	26 (b)	42 (a+b)
afdeling 2	5 (c)	30 (d)	35 (c+d)
	21 (a+c)	56 (b+d)	77 (a+b+c+d)

pocket calculator
$$\frac{(ad-bc)^2 (a+b+c+d)}{(a+b)(c+d)(b+d)(a+c)} = \qquad p = \ldots..$$

Chi-kwadraat kan ook met SPSS-software uitgevoerd worden. De invoer van de data is een beetje lastig: we hebben twee binaire variabelen, namelijk de

afdeling (1 of 2) en het krijgen van een event ja of nee (ook 1 of 2). Voer eerst alle patiënten één voor één in met hun patiëntnummer en met wat ze in de variabele scoren. Daarna:
1 analyze
2 non-parametric tests
3 chi-square
4 variabelen invoeren
5 ok

2.17 Odds ratio test

De vierde en momenteel zeer populaire methode voor de analyse van 2×2 tabellen is de odds ratio methode. Odds ratio's zijn lastig te begrijpen. Het woord odds komt uit de gokwereld en betekent de kans op winnen vergeleken met de kans op verliezen. In de medische wereld denken we niet in termen van odds op een event maar meer in termen van het risico van een event, wat overeenkomt met de proportie van patiënten met een event in een representatieve groep. Toch wordt odds als surrogaat van kans gebruikt en dat is ook een goede benadering vooral als de proportie klein is.

Een reden dat odds ratio's zo populair zijn in statistische analyses, is dat veel software met odds werkt en weinig software met proporties.

ziekte	ja (aantal)	nee
groep 1	a	b
groep 2	c	d

odds of illness groep 1 = a / b
odds of illness groep 2 = c / d
odds ratio   = a / b / c / d

We moeten odds ratio's toetsen met logaritmische transformaties. Op zichzelf een fantastische bevinding was namelijk dat de log transformatie van odds ratio's een normale verdeling volgt en dus op dezelfde wijze als een t-test of een z-test geanalyseerd kan worden.

Hoe werkt logaritme (log) ook al weer.

log 10 = ^{10}log 10 = 1
log 100 = ^{10}log 100 = 2
log 1 = ^{10}log 1 = 0

antilog 1 = 10
antilog 2 = 100
antilog 0 = 1

ln e = ^{e}log e = 1
ln e2 = ^{e}log e^2 = 2
ln 1 = ^{e}log 1 = 0

antiln 1 = e
antiln 2 = e^2
antiln 0 = 1

Natuurlijke logaritme (ook naperian logarithm genoemd) verschilt alleen van gewone logaritme wat betreft het grondtal, dat is 2.7... in plaats van 10. Het voordeel van natuurlijke logaritme in de biologie en natuurwetenschappen is dat de curves net iets beter worden en dat de mathematische bewerkingen, bijvoorbeeld differentiëren, gemakkelijker worden.

Om de antilog-waarde te vinden ga je als volgt te werk. Met de pocket calculator wordt de inverse toets gebruikt en dan de log-toets om de antilog-waarde te krijgen (voor de sig AK222 of Commodoor eerst logaritmisch getal invoeren, dan toets '2ndf', dan toets 'log' of 'ln'.

We weten inmiddels dat de frequentieverdeling van multipele steekproeven met gemiddelden van continue getallen normaal zijn, en dat de frequentieverdeling van multipele steekproeven met proporties dat ook zijn. Helaas is de frequentieverdeling van multipele steekproeven met odds en odds ratio's niet normaal. Dat is wel te vermoeden, want de breuken hierna maken nogal rare sprongen van 10 naar 1 en dan naar 0.1.

$$\frac{a/b}{c/d} = \frac{1/10}{1/100} = 10 \qquad \frac{a/b}{c/d} = \frac{1/10}{1/10} = 1 \qquad \frac{a/b}{c/d} = \frac{1/100}{1/10} = 1/10$$

De mathematische benaderingsformule voor de normale verdeling is een e-macht.
   prob z-value $\approx e^{-\frac{1}{2}z^2}$

Het is dus niet helemaal onverwacht dat ^{e}log OR = ln OR wel normaal verdeeld is.
   ^{e}log OR van steekproeven gedraagt zich dus hetzelfde als gemiddelden en kan dan ook met een t-toets of z-toets geanalyseerd worden.

event	yes (aantal)	no
groep 1	a	b
groep 2	c	d

Als OR (= a/b / c/d) = 1 → geen verschil tussen groep 1 en 2.
Als OR = 1, dan lnOR = 0.

Bij normale verdeling als resultaat > 2 SEMs afstand van 0 → $p < 0.05$.
Dus ook als ^{e}log OR (= lnOR) > 2 SEMs afstand van 0 → $p < 0.05$.

```
studie 1        <--.--  >      lnOR > 2 SEMs afst 0,  dan p < 0.05
studie 2       < --|-- >       lnOR < 2 SEMs afst 0, dan resultaat niet significant
studie 3    < --.-- >|         lnOR > 2 SEMs afst 0, dan p < 0.05
                ..............
              lnOR = 0 (OR = 1.0)
```

SEM is uiteraard standard error of the mean. Om verder te komen met deze analyse moeten we de SEM van de OR schatten. De SEM van lnOR kan worden geschat met de deltamethode, een mathematische procedure die hier niet uitgelegd wordt, maar die het volgende resultaat oplevert.

SEM lnOR = $\sqrt{(1/a + 1/b + 1/c + 1/d)}$, waarbij de letters a, b, c en d de aantallen patiënten per cel in de 2×2 tabel voorstellen. Als je moeite hebt om zo'n enigszins gladde formule te accepteren, bedenk dan dat er in de statistiek meer gladde formules bestaan, bijvoorbeeld de SEM van een getal g = $\sqrt{g}$, en de SEM van 1/g = $\sqrt{(1/g)}$. Het is dus niet helemaal onverwacht dat de SEM van de lnOR iets eenvoudigs is. Nu hebben we voldoende kennis om de hele OR-analyse doen.

Voorbeeld 1

	hypertension yes		hypertension no	
group 1	a	n = 5	b	n = 10
group 2	c	n = 10	d	n = 5

OR =	a / b	/	c / d	= 0.25
lnOR =	-1.3863			
SEM lnOR =	√ (1/a+1/b+1/c+1/d)	= 0.77459		
lnOR ± 1.96 × SEMs =	-1.3863 ± 1.5182 = 95% betrouwbaarheidsinterval			
	= tussen -2.905 en 0.132			

Zet de logaritmische getallen om in echte getallen met anti-ln procedure (druk 2ndf toets en dan ln toets).

= tussen 0.055 en 1.14.

Het 95% betrouwbaarheidsinterval passeert 1.0, en het resultaat is dus niet significant verschillend van 1.0.

Voorbeeld 2

Is er een significant verschil tussen groep 1 en 2?

orthostatic hypotension

	yes (aantal)	no
group 1	77 (a)	62 (b)
group 2	103 (c)	46 (d)

Odds ratio	=	103 / 46 / 77 / 62 = 1.803
lnOR	=	0.589
SEMlnOR	=	$\sqrt{(1/a+1/b+1/c+1/d)} = 0.245$
lnOR ± 2SEMs	=	0.589 ± 1.96 (0.245) = 95% betrouwbaarheidsinterval
	=	0.589±0.490
	=	tussen 0.107 en 1.071.

Zet de logaritmische getallen om in echte getallen met anti-ln procedure

	=	tussen 1.11 en 2.92.

Dit resultaat is significant verschillend van 1.0. Dus is er hier een significant verschil tussen de eerste en de tweede groep. Wat is de p-waarde van het significant verschil van 1.0. Dit wordt berekend met de z-test.

v	Q = 0.4	0.25	0.1	0.05	0.025	0.01	0.005	0.001
	2Q = 0.8	0.5	0.2	0.1	0.05	0.02	0.01	0.002
1	0.325	1.000	3.078	6.314	12.706	31.821	63.657	318.31
2	.289	0.816	1.886	2.920	4.303	6.965	9.925	22.326
3	.277	.765	1.638	2.353	3.182	4.547	5.841	10.213
4	.171	.741	1.533	2.132	2.776	3.747	4.604	7.173
5	0.267	0.727	1.476	2.015	2.571	3.365	4.032	5.893
6	.265	.718	1.440	1.943	2.447	3.143	3.707	5.208
7	.263	.711	1.415	1.895	2.365	2.998	3.499	4.785
8	.262	.706	1.397	1.860	2.306	2.896	3.355	4.501
9	.261	.703	1.383	1.833	2.262	2.821	3.250	4.297
10	0.261	0.700	1.372	1.812	2.228	2.764	3.169	4.144
11	.269	.697	1.363	1.796	2.201	2.718	3.106	4.025
12	.269	.695	1.356	1.782	2.179	2.681	3.055	3.930
13	.259	.694	1.350	1.771	2.160	2.650	3.012	3.852
14	.258	.692	1.345	1.761	2.145	2.624	2.977	3.787
15	0.258	0.691	1.341	1.753	2.131	2.602	2.947	3.733
16	.258	.690	1.337	1.746	2.120	2.583	2.921	3.686
17	.257	.689	1.333	1.740	2.110	2.567	2.898	3.646
18	.257	688	1.330	1.734	2.101	2.552	2.878	3.610
19	.257	.688	1.328	1.729	2.093	2.539	2.861	3.579
20	0.257	0.687	1.325	1.725	2.086	2.528	2.845	3.552
21	.257	.686	1.323	1.721	2.080	2.518	2.831	3.527
22	.256	.686	1.321	1.717	2.074	2.508	2.819	3.505
23	.256	.685	1.319	1.714	2.069	2.600	2.807	3.485
24	.256	.685	1.318	1.711	2.064	2.492	2.797	3.467
25	0.256	0.684	1,316	1.708	2.060	2.485	2.787	3.450
26	.256	.654	1,315	1.706	2.056	2.479	2.779	3.435
27	.256	.684	1,314	1.701	2.052	2.473	2.771	3.421
28	.256	.683	1,313	1.701	2.048	2.467	2.763	3.408
29	.256	.683	1.311	1.699	2.045	2.462	2.756	3.396
30	0.256	0.683	1.310	1.697	2.042	2.457	2.750	3.385
40	.255	.681	1.303	1.684	2.021	2.423	2.704	3.307
60	.254	.679	1.296	1.671	2.000	2.390	2.660	3.232
120	.254	.677	1.289	1.658	1.950	2.358	2.617	3.160
∞	.253	.674	1.282	1.645	1.960	2.326	2.576	3.090

Hiervoor staat een t-tabel afgebeeld. Zie voor verdere uitleg de voorgaande afbeeldingen van t-tabellen in dit hoofdstuk. De t-waarde, liever gezegd de z-waarde (omdat een odds binaire data bevat), wordt als volgt berekend:

z = lnOR / SEM = 0.589 / 0.245 = 2.4082.

In de bovenste rij van de t-tabel is te zien dat dit overeenkomt met een area under the curve van < 0.02 (= de p-waarde hier).

NB: net als bij z-test zoals eerder in dit hoofdstuk beschreven, gaat het hier om proportionele data. Dus hoeft de z-waarde niet gecorrigeerd te worden op steekproefgrootte en kan de onderste rij van de t-tabel dus gebruikt worden om de p-waarde te vinden.

2.18 Simpele lineaire regressie

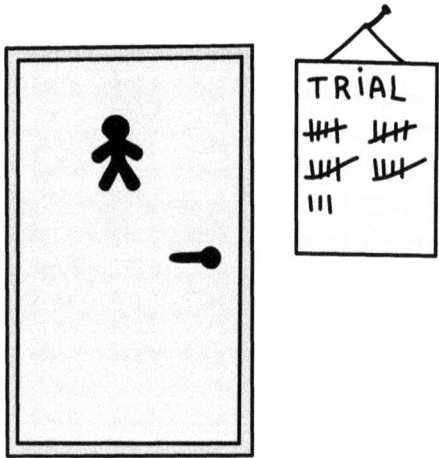

De tabel hierna geeft de data van een cross-over studie waarin 35 patiënten met obstipatie gedurende één maand met een nieuw laxeermiddel en één maand met een oud laxeermiddel (bisacodyl) worden behandeld. Het primaire eindpunt is het aantal maal ontlasting in één maand. Het nieuwe middel werkt kennelijk veel beter, om dat te zien is geen toets nodig. We kunnen de data ook nog op een andere manier gebruiken. Als we de bisacodyl data op de x-as en de data van het nieuwe middel op de y-as zetten, zien we iets speciaals. Er is een correlatie tussen de x- en de y-data; dat wil zeggen als de x-waarde groter wordt, heeft de y-waarde ook de neiging om groter te worden. De figuur na de tabel laat dat zien.

patient no.	new laxative (days with stool)	bisacodyl
1	24	8
2	30	13
3	25	15
4	35	10
5	39	9
6	30	10
7	27	8
8	14	5
9	39	13
10	42	15
11	41	11
12	38	11
13	39	12
14	37	10
15	47	18
16	30	13
17	36	12
18	12	4
19	26	10
20	20	8
21	43	16
22	31	15

patient no.	new laxative (days with stool)	bisacodyl
23	40	14
24	31	7
25	36	12
26	21	6
27	44	19
28	11	5
29	27	8
30	24	9
31	40	15
32	32	7
33	10	6
34	37	14
35	19	7

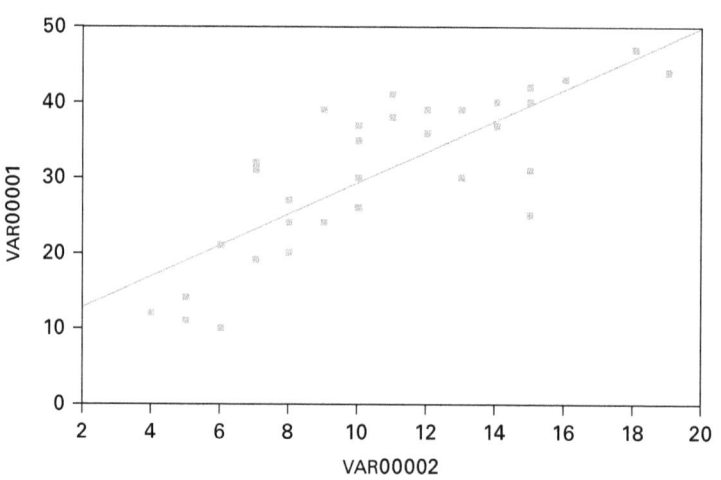

We kunnen een regressielijn trekken met functie y = a + bx. Dit is de best passende lijn voor deze data, dat wil zeggen de lijn met de kortste afstand tot punten. De y en x zijn variabelen, b en a zijn vaste getallen. De y wordt altijd de dependent variabele, x de independent variabele genoemd, waarbij men ervan uitgaat dat de x-waarden de y-waarden voorspellen. Dat voorspellen blijkt volgens de figuur niet al te betrouwbaar te zijn, want de punten liggen zo nu en dan vrij ver van de voorspellende regressielijn af. De termen a en b uit de regressievergelijking y = a + bx kunnen berekend worden (SS = sum of squares, optelsom van kwadraten, SP = sum of products, optelsom van producten).

$$b = \text{richtingscoëfficiënt (regressiecoëfficiënt)} = \Sigma(x - \bar{x})(y - \bar{y}) / \Sigma(x - \bar{x})^2 = SP_{xy} / SS_x$$

De tweede notatie betekent hetzelfde als de eerste, maar is gemakkelijker te onthouden en lijkt bovendien veel op de breuken die we kennen van ANOVA. We kunnen regressies dan ook heel goed toetsen met ANOVA.
a = snijpunt y-as

Een belangrijke andere term bij regressie is R oftewel r.
R = correlatiecoëfficiënt en vertoont gelijkenis met de formule voor b

$$R = \frac{SP_{xy}}{\sqrt{SS_x \, SS_y}}$$

R = maat voor de sterkte van de associatie tussen y en x. Naarmate die associatie sterker is, voorspelt x beter y. R kan variëren van −1 tot +1. De sterkste associatie is −1 of +1, de zwakste 0.

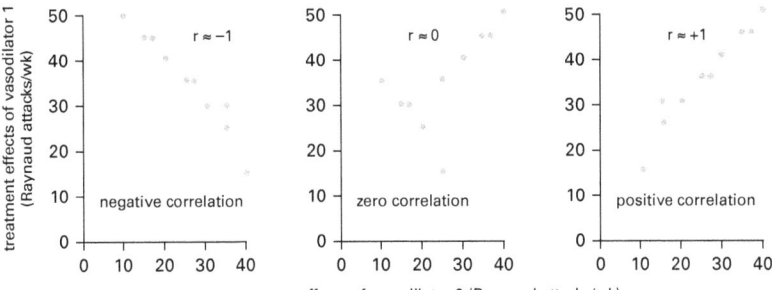

Voorgaande figuur geeft voorbeelden van heel sterke en heel zwakke associaties. We zien de resultaten van drie trials waarin steeds tien patiënten met twee middelen behandeld werden. Bij de studies 1 en 3 is er een sterke correlatie tussen de effecten van de twee behandelingen (r = 1 en −1), bij studie 2 is er helemaal geen correlatie (r = 0). Bij de studies 1 en 3 kunnen we heel goed voorspellingen doen over de grootte van y als we x kennen, bij studie 2 is dat niet mogelijk.

De berekeningen van b en r zijn pittig en zullen, omdat er statistische software bestaat, nooit meer met de hand gedaan worden.

We maken weer gebruik van SPSS Statistical Software for windows:
1 voer eerst data in;
2 dan command:
3 statistics;
4 regression;
5 linear.

model summary

model	R	R square	adjusted R square	std. error of the estimate
1	.794[a]	.630	.618	6.1590

a. predictors: (constant), VAR00002

Tabel 1

ANOVA[b]

model		sum of squares	df	mean square	F	sig.
1	regression	2128.393	1	2128.393	56.110	.000[a]
	residual	1251.779	33	37.933		
	total	3380.171	34			

a. predictors: (constant), VAR00002
b. dependent variable: VAR00001

Tabel 2

Tabel 1

Tabel 1 heeft de R- en R^2-waarden voor ons berekend, tevens worden maten voor spreiding gegeven die nu niet zo belangrijk zijn. Als R^2 = 0, dan is er helemaal geen correlatie. De punten liggen vrij verspreid in het vlak. Als R^2 = 1, dan is er een 100% correlatie. We weten de y-waarde zeker als we de

coefficients[a]

model		unstandardized coefficients		standarized coefficients	t	sig.
		B	std. error	beta		
1	(constant)	8.647	3.132		2.761	.009
	VAR00002	2.065	.276	.794	7.491	.000

a. dependent variable: VAR00001

Tabel 3

x-waarde kennen. In ons geval is er sprake van een $R^2 = 0.63$. Dat wil zeggen een 63% correlatie. Dit kun je interpreteren als 63% zekerheid over y-waarden, als je de x-waarden kent, en dus ook 37% onzekerheid. Over het algemeen kun je de R^2-waarden als volgt beoordelen:

< 0.25 zeer slechte correlatie;
0.25-0.5 redelijk;
> 0.5 sterke correlatie.

De resultaten van regressieanalyses van representatieve samples worden vaak gebruikt om predicties te doen over te verwachten resultaten in de toekomst. Nu is de sterkte van de voorspellende waarde van zo'n analyse niet alleen afhankelijk van de r-waarde maar ook van de grootte van de steekproef waarvan de waarde afgeleid is. Een regressielijn met een r-waarde van 1 die opgebouwd is uit slechts drie punten zal bijvoorbeeld veel minder betrouwbaar zijn voor voorspellingen dan een regressielijn die is afgeleid van een steekproef van 35 punten zoals hier. Om de voorspellende waarde van een regressielijn te beoordelen is correctie op steekproefgrootte nodig en dat gebeurt met behulp van variantieanalyse (ANOVA).

Tabel 2

Tabel 2 geeft het resultaat van deze ANOVA. Sum of square Regression gedeeld door sum of squares Total = $0.630 = R^2$. Dit wordt gecorrigeerd op 35 − 1 vrijheidsgraden en dan wordt een F-waarde berekend. Als die F-waarde groter is dan circa 6, is de p-waarde < 0.05. In ons geval is de F-waarde vele malen groter en is de p-waarde zelfs < 0.0001. Dit betekent dat de R^2 significant groter is dan een R^2 van 0. Het kan geïnterpreteerd als een hoogsignificante correlatie tussen de x- en de y-waarden. Ze liggen veel dichter bij elkaar dan door zuiver toeval mogelijk kan zijn. Met andere woorden x is een significante onafhankelijke determinant of predictor van y.

Tabel 3

Tabel 3 geeft het functievoorschrift van de regressielijn y = a + bx oftewel new laxans data = 8.647 + 2.065 bisacodyl data. De b-waarde kan hier ook gebruikt worden om de correlatie tussen y en x te testen, ongeveer op dezelfde manier als de R^2-waarde. De b-waarde is het resultaat van een steekproef en gedraagt zich hetzelfde als een gemiddelde of proportie en kan daarom ook op dezelfde manier met de t-toets of z-toets getoetst worden. Als de b significant > 0, dan is x een significant onafhankelijke determinant van y (dezelfde interpretatie als bij R^2). Het softwareprogramma levert bij de b-waarde een standard error of the mean (SEM). De deelsom b / SEM is de t-waarde of de z-waarde. Als die groter is dan circa 2 dan is de p-waarde < 0.05. Hier is de t-waarde 7.491. Dat betekent dus dat b significant groter is dan 0. Overigens is de t-toets van tabel 3 en de ANOVA van tabel 2 eigenlijk dezelfde toets. Dat zie je als je de t-waarde kwadrateert. Je vindt dan 56.110 wat gelijk is aan de F-waarde van de ANOVA. We worden dus door het SPSS-programma een beetje voor de gek gehouden: de resultaten worden op zijn minst ingewikkelder voorgesteld dan ze zijn.

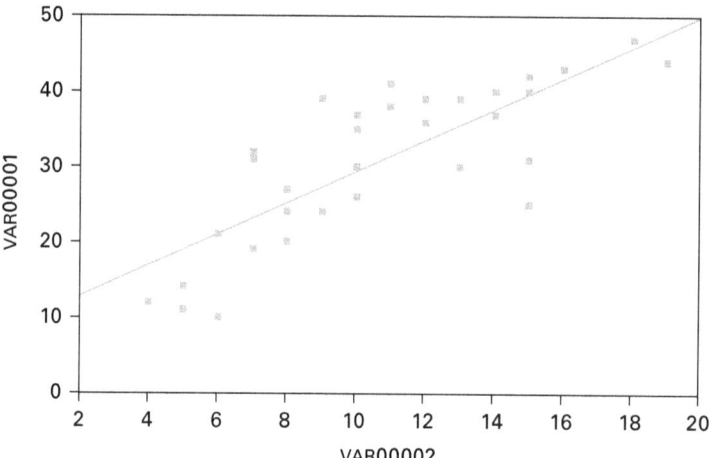

De voorgaande figuur laat nogmaals zien dat er een correlatie is tussen nieuw laxans en bisacodyl, x is de significante determinant van y. De correlatie wordt positief genoemd, omdat y groter wordt als x groter wordt. De punten liggen lang niet allemaal op de lijn. Er is 37% onzekerheid, maar toch is de correlatie hoogsignificant: als je laag scoort met bisocadyl is het te verwachten resultaat van het nieuwe middel ook niet erg hoog. Als je hoog scoort met bisocadyl, is het te verwachten resultaat van het nieuwe middel ook hoog.

2.19 Multipele lineaire regressie

Regressieanalyses waren nooit zo populair geworden, als er slechts een enkele y- en x-variabele mogelijk was geweest. Gelukkig kan in een regressiemodel een hele serie van x-variabelen opgenomen worden. We gaan voorgaand voorbeeld uitbreiden met het idee dat er wellicht ook een correlatie is tussen de werkzaamheid van het nieuwe laxans en de leeftijd van de patiënten. Dan zou bijvoorbeeld het nieuwe laxans beter werken naarmate bisacodyl beter werkt, én naarmate de patiënten ouder zijn.

We hebben in dat geval drie observaties in één persoon:
1 efficacy datum nieuw laxeermiddel;
2 efficacy datum bisacodyl;
3 leeftijd.

Hoe testen we?
Noem variabelen
y data   nieuw-laxans-data
x_1 data   bisacodyl-data
x_2 data   leeftijden.

Regressieformule voor drie variabelen

$y = a + b_1 x_1 + b_2 x_2$.
x_1 en x_2 worden gebruikt om y te voorspellen.

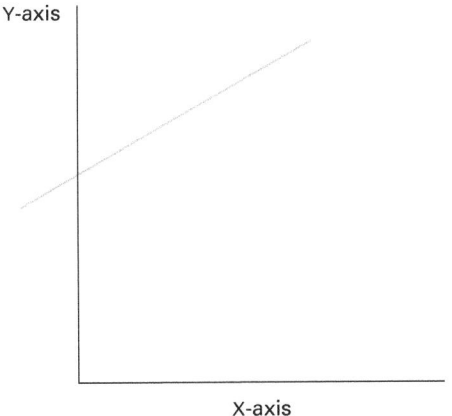

Bij de simpele lineaire regressie zoals in de figuur hiervoor worden de x-data gebruikt om de y-data te voorspellen ($y = a + bx$).

Als	$x = 0$,	dan is de beste predictie	$y = a$
	$x = 1$,	dan is de beste predictie	$y = a + b$
	$x = 2$,	dan is de beste predictie	$y = a + 2b$

Voor elke x-waarde geeft de formule y = a + bx de beste predictie voor de bijbehorende y-waarde, alle y-waarden samen vormen een lijn. Dat is de best passende lijn voor de data (die de kortste afstand tot alle punten in het vlak heeft).

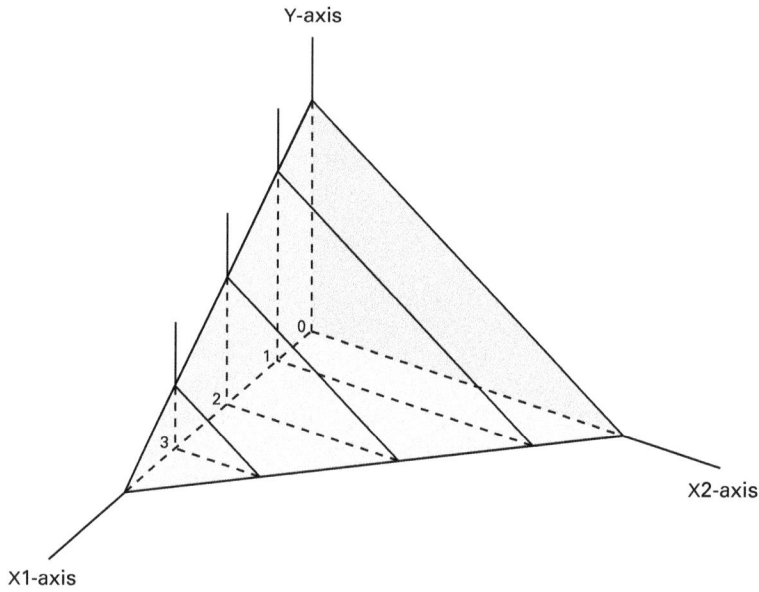

Bij een lineair regressiemodel met drie variabelen kunnen we voor visualisatie van wat plaatsvindt gebruikmaken van een 3-assenmodel zoals in voorgaande figuur getekend is, met een y-as, een x_1-as en een x_2-as ($y = a + b_1 x_1 + b_2 x_2$).

Als	$x_1 = 0$,	dan is de beste predictie voor	$y = a + b_2 x_2$ (lijn)
	$x_1 = 1$,	dan is de beste predictie voor	$y = a + b_1 + b_2 x_2$
	$x_1 = 2$,	dan is de beste predictie voor	$y = a + 2b_1 + b_2 x_2$
	$x_1 = 3$,	dan is de beste predictie voor	$y = a + 3b_1 + b_2 x_2$

Voor elke x_1-waarde is er een eigen regressielijn, en al deze regressielijnen vormen samen een vlak, het regressievlak. Dit is het best passende vlak voor alle punten in de ruimte (het vlak met de kortste afstand tot de punten).

Hierna staan de data van de obstipatiestudie met de leeftijden als tweede x-variabele toegevoegd (var = variabele).
 Voer dit bestand in SPSS Statistical Software voor Windows.
1 command:
2 statistics;
3 regression;
4 linear;
5 ok.

patiënt no.	nieuw y-var	bisacodyl x_1-var	leeftijd x_2-var
1	24	8	25
2	30	13	30
3	25	15	25
4	35	10	31
5	39	9	36
6	30	10	33
7	27	8	22
8	14	5	18
9	39	13	14
10	42	15	30
11	41	11	36
12	38	11	30
13	39	12	27
14	37	10	38
15	47	18	40
16	30	13	31
17	36	12	25
18	12	4	24
19	26	10	27
20	20	8	20
21	43	16	35
22	31	15	29
23	40	14	32

patiënt no.	nieuw y-var	bisacodyl x_1-var	leeftijd x_2-var
24	31	7	30
25	36	12	40
26	21	6	31
27	44	19	41
28	11	5	26
29	27	8	24
30	24	9	30
31	40	15	20
32	32	7	31
33	10	6	29
34	37	14	43
35	19	7	30

Na het klikken op het ok-venster verschijnen na één seconde de volgende drie tabellen, die erg veel lijken op de tabellen van de eenvoudige lineaire regressie.

model summary

model	R	R square	adjusted R square	std. error of the estimate
1	.848^a	.719	.701	5.4498

a. predictors: (constant), VAR00003, VAR00002

Tabel 1

Tabel 1 heeft voor ons weer de R- en R^2-waarden berekend en de maten voor spreiding. Als $R^2 = 0$, dan is er helemaal geen correlatie tussen de twee

ANOVA[b]

model		sum of squares	df	mean square	F	sig.
1	regression	2429.764	2	1214.882	40.905	.000[a]
	residual	950.407	32	29.700		
	total	3380.171	34			

a. predictors: (constant), VAR00003, VAR00002
b. dependent variable: VAR00001

Tabel 2

coefficients[a]

model		unstandardized coefficients		standarized coefficients	t	sig.
		B	std. error	beta		
1	(constant)	-1.547	4.233		-.366	.717
	VAR00002	1.701	.269	.653	6.312	.000
	VAR00003	.426	.134	.330	3.185	.003

a. dependent variable: VAR00001

Tabel 3

x-variabelen en de y-variabele. De punten liggen vrij verspreid in de driedimensionale ruimte. Als $R^2 = 1$, dan is er een 100% correlatie, alles ligt precies in het regressievlak. In ons geval is er sprake van een $R^2 = 0.719$. Dat wil zeggen een 72% correlatie. Dit kun je interpreteren als 72% zekerheid over y-waarden, als je de x-waarden kent, en dus ook nog 28% onzekerheid. Beoordeling R^2-waarden als hiervoor:
< 0.25 zeer slechte correlatie;
0.25-0.5 redelijk;
> 0.5 sterke correlatie.

De sterkte van de voorspellende waarde van voorgaande regressieanalyse is niet alleen afhankelijk van de r-waarde, maar ook van de grootte van de steekproef waarvan de waarde afgeleid is. Om de voorspellende waarde van een regressielijn te beoordelen, is correctie op steekproefgrootte nodig en dat gebeurt net als bij de simpele lineaire regressie met behulp van variantieanalyse (ANOVA).

Tabel 2

Tabel 2 geeft het resultaat van deze ANOVA. Sum of square Regression gedeeld door sum of squares Total = 0.719 = R^2. Dit wordt gecorrigeerd op 35 − 1 vrijheidsgraden en dan wordt een F-waarde berekend. Als die F-waarde groter is dan circa 6, is de p-waarde < 0.05. In ons geval is de F-waarde vele malen groter en is de p-waarde zelfs < 0.0001. Dit betekent dat de R^2 significant groter is dan een R^2 van 0. Het kan geïnterpreteerd als een hoogsignificante correlatie tussen de beide x- en de y-waarden. Alle punten liggen veel dichter bij het regressievlak dan door zuiver toeval mogelijk kan zijn. Met andere woorden, beide x-variabelen zijn tezamen een significante determinant of predictor van y.

Tabel 3

Tabel 3 geeft het functievoorschrift van de regressielijn $y = a + b_1 x_1 + b_2 x_2$ oftewel new laxans data = −1.547 + 1.701 bisacodyl-data + 0.426 leeftijdsdata. De b-waarden kunnen hier ook worden gebruikt om de correlatie tussen de afzonderlijke x-variabelen en y te testen. De b-waarden worden vergezeld van een standard error of the mean waarde (SEM) en met de t-toets wordt getoetst of ze significant groter dan 0 zijn. De deelsom b/SEM is de t-waarde of de z-waarde. Als die groter is dan circa 2 dan is de bijbehorende p-waarde < 0.05. Hier zijn de t-waarden 6.312 en 3.185. Dat betekent dus dat beide b-waarden significant groter zijn dan 0.

De conclusie luidt dat beide x-variabelen onafhankelijk van elkaar significant onafhankelijke determinants oftewel predictoren van y zijn. De leeftijd is medebepalend voor de werkzaamheid van het nieuwe laxeermiddel.

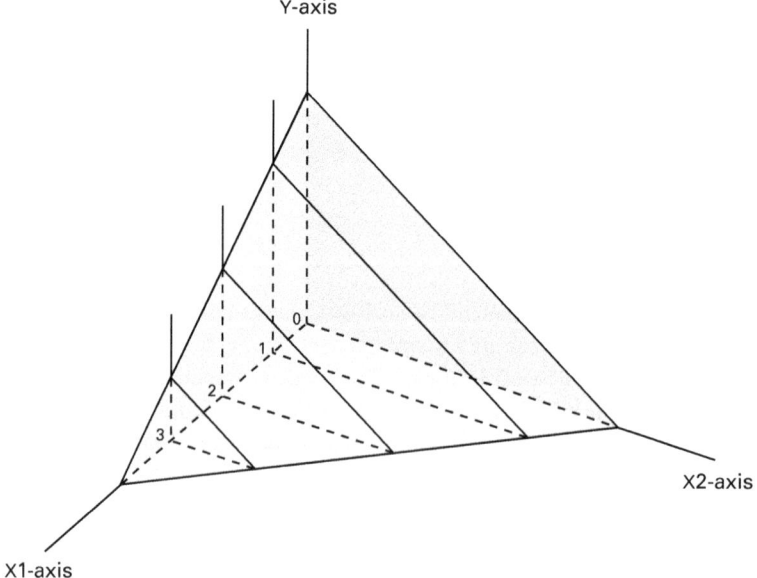

Het in voorgaande figuur getekende regressiemodel meet twee x-variabelen en leidt tot de volgende conclusies.
- y = –1.547 + 1.701 x_1 + 0.426 x_2 regressieformule.
- R^2 = 0.719 (p < 0.0001) overall correlatie tussen beide x-variabelen en y.
- x_1 en x_2 zijn independent determinants van y.
- Als x_1 en x_2 = 0, dan wordt het aantal stools / tijd bijna 0 (–1.5).
- Bij elke succesvolle ontlasting met bisacodyl voorspelt het model dat we 1,7 succesvolle ontlastingen met het nieuwe middel kunnen verwachten.
- Bij elk extra levensjaar stijgt y met 0.426 succesvolle ontlastingen.
- NB: als er drie variabelen in het model worden opgenomen, wordt het model multidimensionaal en dit gaat ons voorstellingsvermogen te boven, maar de berekeningen en de interpretatie ervan blijven hetzelfde.

Doelen multipele lineaire regressie

1 Exploratief doel

Klinische trials worden ook wel confirmatietrials genoemd. We hebben al zoveel
    informatie over wat we aan resultaten kunnen verwachten dat de trials in het algemeen alleen bevestigen wat we al vermoeden. Na de data-analyse kunnen soms nog extra vragen bestudeerd worden, bijvoorbeeld de werkzaamheid van het nieuwe middel in subgroepen met verschillende leeftijd, geslacht, comorbiditeit of comedicatie. Het is duidelijk dat de informatie uit de subgroepanalyses minder sterk is dan de informatie uit de primaire data-analyse. De subgroepen zijn immers kleiner dan de hele studiegroep en de studie is niet opgezet om deze subvragen te beantwoorden. Toch is het heel aardig om dit soort subgroepanalyses te doen, omdat ze inspirerende informatie kunnen geven die dan wel bevestigd moet worden in toekomstige studies. Multipele regressieanalyses zijn heel handig voor dit soort analyses. We zoeken of er meer dan één independent determinant van y is, en maken gebruik van het volgende lineaire regressiemodel

y = a + $b_1 x_1$ + $b_2 x_2$ + ... $b_{10} x_{10}$.

De afzonderlijke b-waarden worden gebruikt om de sterktecorrelatie te testen van elke x-variabele afzonderlijk ten opzichte van y (we testen of b_1 t/m b_{10} significant < of > 0 is).

2 Meer precisie

Twee x-variabelen geven soms meer precisie om y te bepalen dan één x-variabele. Onder precisie wordt verstaan grotere nauwkeurigheid, een betere voorspellende waarde en dus uiteindelijk een hogere mate van statistische significantie. Dat zagen we al in het voorgaande voorbeeld. De R^2-waarde werd na toevoeging van leeftijd groter, eerst 0.63 later 0.72, zodat er meer zekerheid ontstond om de werkzaamheid van het nieuwe middel te voorspellen.

3 Beoordeel confounding

Hierop komen we later terug.

4 Beoordeel interactie

Hierop komen we later terug.

Voorbeeld van lineaire regressie met een exploratief doel

De vraag bij het volgende onderzoek was: zijn er meer independent determinants voor QOL (quality of life) bij angina pectoris dan NYHA class? Daarvoor werd een data base met circa 2000 patiënten met angina pectoris gebruikt. De afhankelijke variabele was de QOL-score per individuele patiënt. De vermoedelijk onafhankelijke variabelen waren leeftijd, geslacht, comorbiditeit, comedicatie, risicofactoren.

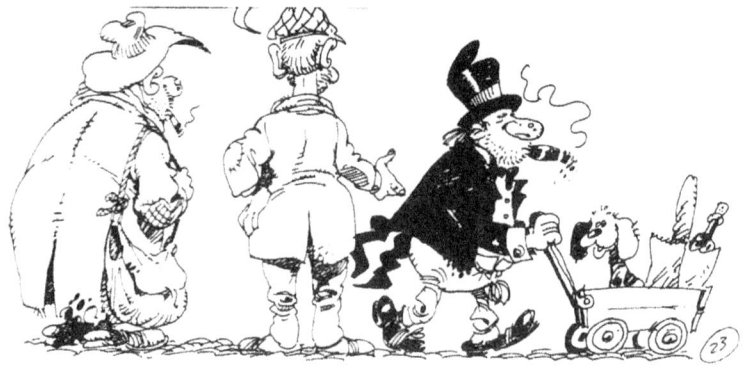

Bij twaalf x-variabelen moeten we testen voor *multicollineariteit*: de x-variabelen mogen niet te sterk met elkaar correleren. Test alle variabelen 1×1 met simpele lineaire regressie. Als de R-waarde > 0.85, dan is er sprake van multicollineariteit en moet een van beide variabelen uit het model worden verwijderd. Het SPSS-programma test hierop automatisch en vraagt de onderzoeker welk van de twee variabelen moet worden verwijderd. Hierna staat het resultaat van de multicollineariteitstests. De getallen zijn R-waarden, oftewel ns (niet significant) als de betreffende R-waarden niet statistisch significant waren.

y-data = QOL bij ap

x_1 data = age

x_2 data = gender

x_3 data = rhythm disturbance

$x_{..}$ data = peripheral vascular disease (vasc dis)

$x_{..}$ data = concomitant calcium antagonists (ccb)

$x_{..}$ data = concomitant beta-blockers (bb)

$x_{..}$ data = New York Heart Association angina pectoris class (I tot IV, licht tot ernstig)

$x_{..}$ data = smoking

$x_{..}$ data = obesity (BMI)

$x_{..}$ data = cholesterol (chol)

$x_{..}$ data = hypertension (hypt)

x_{12} data = diabetes

Model: QOL-data = a + b_1 age-data +…b_{12} diabetes-data

Uit de tabel hierna blijkt dat er nergens multicollineariteit is en het model is dus correct. We kunnen vervolgens de afzonderlijke b-waarden gaan gebruiken om de correlatie tussen de afzonderlijke x-variabelen en de QOL bij angina pectoris te beoordelen. Als je de step-up methode gebruikt, moet je een voor een de x-variabelen invoeren en vervolgens de x-variabelen die de hoogste en niet-significante p-waarden hebben weer verwijderen. Bij de step-down methode worden alle x-variabelen ineens ingevoerd en verwijdert men vervolgens de niet-significante x-variabelen. Beide methoden geven uiteindelijk meestal vrijwel hetzelfde eindresultaat. Hierna is de step-down methode gebruikt.

	age	gender	rhythm	vasc dis	ccb	bb	NYHA	smoking	bmi	chol	hypt
gender	0.19	1.00									
rhythm	0.12	ns	1.00								
vasc dis	0.14	ns	ns	1.00							
ccb	0.24	ns	0.07	ns	1.00						
bb	0.33	ns	ns	ns	0.07	1.00					
NYHA	0.22	ns	ns	0.07	0.07	ns	1.00				
smoking	-0.12	ns	0.09	0.07	0.08	ns	0.50	1.00			
bmi	0.13	ns	ns	ns	ns	0.10	-0.07	0.62	1.00		
chol	0.15	ns	ns	0.12	0.09	ns	0.08	0.09	ns	1.00	
hypt	0.09	ns	0.08	ns	0.10	0.09	0.09	0.09	0.07	0.41	1.00
diabetes	0.12	ns	0.09	0.10	ns	0.08	ns	0.11	0.12	0.10	0.11

covariate	regression co-efficient (b)	standard error	test statistic (t)	significance level (p-value)
age	-0.03	0.04	0.8	0.39
gender	0.01	0.05	0.5	0.72
rhythm disturbances	-0.04	0.04	1.0	0.28
peripheral vascular disease	-0.00	0.01	0.1	0.97
calcium channel blockers	0.00	0.01	0.1	0.99
beta blockers	0.03	0.04	0.7	0.43

Voorgaande tabel geeft een overzicht van de x-variabelen waar de p-waarden niet significant waren. De volgende tabel geeft de x-variabelen die wel of bijna wel significant waren.

covariate	regression co-efficient (b)	standard error	test statistic (T)	significance level (P-value)
NYHA-classification	-0.08	0.03	2.3	0.02
smoking	-0.06	0.04	1.6	0.08
body mass index	-0.07	0.03	2.1	0.04
hypercholesterolemia	0.07	0.03	2.2	0.03
hypertension	-0.08	0.03	2.3	0.02
diabetes mellitus	0.06	0.03	2.0	0.05

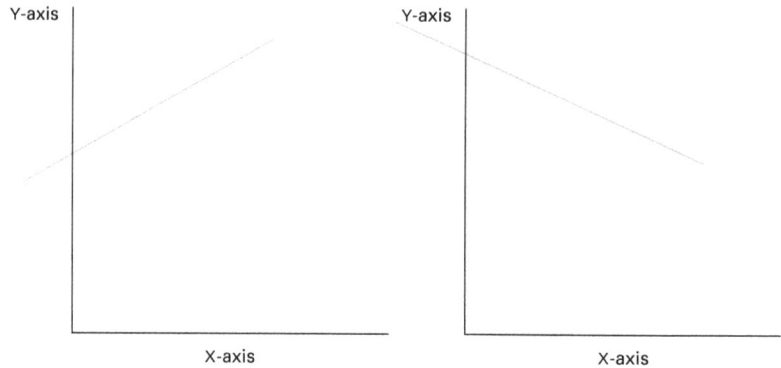

Hoe de positieve en negatieve b-waarden geïnterpreteerd moeten worden, wordt duidelijk gemaakt in voorgaande figuren. Een positieve b-waarde betekent: als x > wordt, dan wordt ook y >; een negatieve b-waarde betekent: als x < wordt, dan wordt y >.

Dus we kunnen concluderen:
- Hogere NYHA class geeft lagere QOL.
- Meer roken lijkt een lagere QOL te geven.
- Hogere BMI geeft lagere QOL.
- Hoger cholesterol geeft hogere QOL.
- Meer hypertensie geeft lagere QOL.
- Meer diabetes geeft hogere QOL.

Waarom is er bij een hoog cholesterol en bij diabetes een betere QOL? Regressieanalyses leiden soms tot onverwachte resultaten die niet causaal zijn. Mogelijkerwijs wordt de betere QOL bij deze groepen niet door een betere kwaliteit van de kranslagaders veroorzaakt maar meer door een andere factor: bijvoorbeeld het levensplezier dat een bourgondische levensstijl met zich meebrengt. Dus pas op: there is always an air of uncertainty with regression analysis.

2.21 Oefenvoorbeelden multipele lineaire regressie

Oefenvoorbeeld 1

Stel in een multipele regressievergelijking
 y data = 24,4 − 5,6 x_1 data + 6,8 x_2 data,
 y betekent gewicht (ponden), x_1 mobiliteit (score),
 en x_2 leeftijd (jaren).

Voor elk bijkomend jaar kun je verwachten dat het gewicht 24,4 pond stijgt.

1 goed   2 fout

Oefenvoorbeeld 2

Een regressiestudie naar onafhankelijke determinanten van lang leven (longevity) heeft als afhankelijke variabele de uiteindelijk bereikte leeftijd per patiënt en als mogelijke predictoren schoolopleiding, reeds bereikte leeftijd bij start onderzoek, een psychologische score, en een sociale score. Het volgende resultaat wordt berekend.

s = standard error = 13.4   R-square = 89.1%

Analysis of variance Sums of squares (SS)	df	mean square (MS)	F	significance
Regression	7325.33	4	1831.33	10.19	0.013
Residual	898.28	5	179.66		
Total	8223.60	9			

	coefficient	St-error	t-value	significance
Constant	82.237	81.738	1.01	0.361
School	-1.553	4.362	0.36	0.736
Age	-1.685	1.253	-1.35	0.236
Psychological score	0.110	0.291	0.38	0.720
Social score	6.876	7.658	0.89	0.410

Vraag 1

Wat is de regressievergelijking voor deze data?
a $y = 82.2 - 1.55 x_1 - 1.69 x_2 + 0.11 x_3 + 6.88 x_4$,
b $y = 13.4 - 1.55 x_1 - 1.69 x_2 + 0.11 x_3 + 6.88 x_4$,
c $y = 81.74 - 4.36 x_1 + 1.25 x_2 + 0.29 x_3 + 7.66 x_4$,
d $y = 82.24 - 0.36 x_1 - 1.35 x_2 + 0.38 x_3 + 0.90 x_4$.

Vraag 2

Hoeveel zekerheid leveren de x-variabelen over de grootte van de y-variabele?
a 94%
b 82%
c 89%
d 13%

Vraag 3

a Is school an independent determinant of longevity?
b Is age an independent determinant of longevity?
c Is social score an independent determinant of longevity?
d Is longevity dependent on all of the x-variables?

Vraag 4

Een negatieve b-waarde betekent:
a Longevity wordt groter als de determinant groter wordt.
b Longevity wordt kleiner als de determinant kleiner wordt.
c Allebei niet.

2.3.2 Ander doel van multipele regressie: meer precisie

In een parallelgroep studie worden de patiënten twee jaar behandeld met placebo of pravastatine. De daling in LDL-cholesterol is de outcome variable. De analyse met de ongepaarde t-toets geeft het volgende resultaat (SEM, standard error of the mean betekent hier de gepoolde standard error berekend uit de twee SD's, standaarddeviaties). De procedure is te vinden onder ongepaarde t-toets.

Een identiek resultaat wordt verkregen als je de data in de vorm van lineaire regressie analyseert: y = a + bx (x is binaire variabele en kan alleen de

	placebo	pravastatin	verschil
n	434	438	
mean	-0.04	1.23	1.27
SD	0.59	0.68	SEM = 0.043

waarden 0 of 1 aannemen, 0 betekent placebo, 1 betekent pravastatine); a = 0. De formule wordt dan als volgt: LDL decrease = 0 + b $_{\text{treatment-modality}}$. In de figuur hierna staan de resultaten van de lineaire regressieanalyse van de pravastatinestudie. Hoewel deze regressieprocedure vreemd lijkt, is er niks mis mee om hem uit te voeren. Een probleem met lineaire regressieanalyses is vaak dat het niet zeker is of er wel een lineair verband bestaat. Dat probleem bestaat niet als de independent variabele binair is, want het verband tussen twee getallen is altijd een rechte lijn.

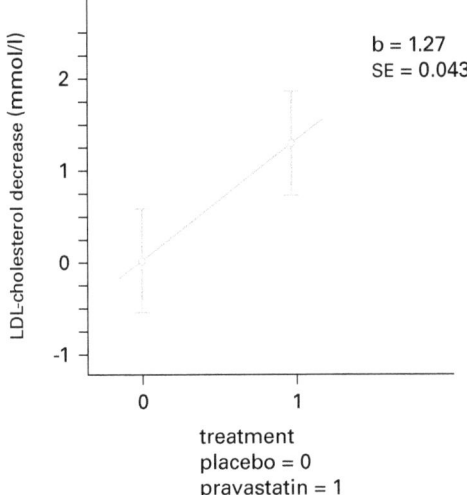

Op de y-as zien we de LDL-cholesteroldaling (gemiddelde en SD's, op de x-as de behandelingsmodaliteiten 0 en 1). De b-waarde van de regressielijn = behandelingseffect = 1.27 mmol/l met een SEM 0.043 mmol/l. Deze waarden komen overeen met het gemiddeld behandelingseffect en de SEM ervan in de ongepaarde t-toets. Deze procedure heeft op zichzelf dus geen zin, maar het voordeel van regressieanalyse is dat je een tweede x-variabele kunt toevoegen aan het model. De onderzoekers vonden het relevant om te onderzoeken of de baseline LDL-cholesterolwaarde invloed heeft op de werkzaamheid van pravastatine.

Overigens, als je bij een score de baseline waarde toevoegt, heeft dat vrijwel altijd tot gevolg dat het eindresultaat meer precisie en dus een kleinere SEM krijgt. Precisie betekent hier een betere p-waarde en een kleinere SEM-waarde.

We voegen in ons geval baseline LDL-cholesterol als extra x-variabele toe. We gaan er hierbij van uit dat baseline een significante bijkomende determinant is van de daling van het LDL-cholesterol onder de assumptie dat een hoge baseline een betere daling na behandeling geeft dan een lage. In de volgende tabel is te zien dat de baseline LDL-cholesterolwaarde inderdaad een significante onafhankelijke determinant is van de werkzaamheid van pravastatine.

Daarnaast is ook nog te zien dat de b $_{treatment\ modality}$ gelijk is aan de b-waarde van de simpele regressie, maar dat zijn SEM kleiner is geworden in het multipele-regressiemodel. We hebben dus meer precisie verkregen.

variabele	b	SEM	p
simpele regressie			
1 treat modality	1.27	0.043	< 0.00
multipele regressie			
1 treat modality	1.27	0.031	< 0.00
2 baseline LDL	0.41	0.024	< 0.00

Beperkingen van lineaire regressie

Lineaire en multipele lineaire regressie hebben een heleboel beperkingen, maar de statistische gemeenschap heeft een nogal tolerante houding ten opzichte de zogenoemde vereisten die eraan ten grondslag liggen. (1) Multi-collineariteit wordt bijvoorbeeld, zoals hiervoor beschreven, geaccepteerd tot een R^2-waarde van niet minder dan 85%. Andere vereisten waaraan eigenlijk voldaan moet worden, maar waarop zelden of nooit gecontroleerd wordt, zijn: (2) homoscedasticity; dat wil zeggen dat elke y-waarde die geschat wordt door de x-waarden eenzelfde spreiding moet hebben; (3) dat die spreiding ook nog de vorm moet hebben van een en dezelfde Gausse-curve; (4) dat de beste relatie tussen de x- en y-variabelen een lineaire is, wat wil zeggen dat een curvilineaire relatie zoals de relatie gegeven door de vergelijking $y = a + bx^2$ een minder goede R^2 dient te produceren; (5) dat er geen confounding en interactie van de x-variabelen ten opzichte van de y-variabele dienen te bestaan.

2.2.4 Andere doelen multipele regressie: beoordeel confounding en interactie

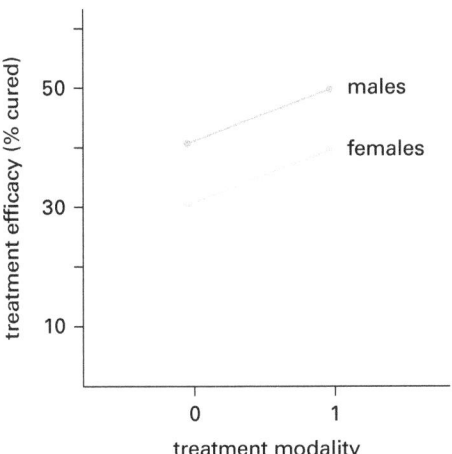

De voorgaande figuur geeft een voorbeeld van confounding. Dit betekent dat een subgroep het beter doet, in dit geval de mannen. Dit verschijnsel heeft een merkwaardig effect op de analyse als er véél vrouwen de nieuwe behandeling (1) en veel mannen de controlebehandeling (0) krijgen. De betreffende dots worden heel vet en de overall regressielijn wordt dan horizontaler en de overall treatment efficacy wordt onzichtbaar.

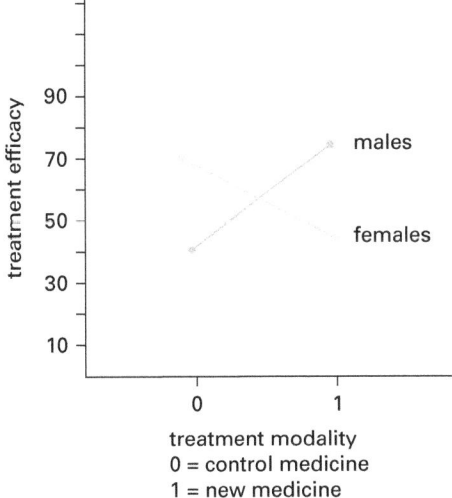

De voorgaande figuur geeft een voorbeeld van interactie. Een subgroep doet het beter op een treatment modality, terwijl de andere subgroep het (automatisch) beter doet op de andere treatment modality. We kunnen ons voorstellen dat de overall regressielijn tamelijk horizontaal wordt door dit verschijnsel. Het overall behandelingseffect wordt dus ook hier grotendeels onzichtbaar. Dit verschijnsel wordt ook heterogeniteit genoemd.

2.25 Confounding aanpak

1 Subclassification.

Dit is adequaat al er maar een confounder is om rekening mee te houden. Bereken de resultaten van de subgroepen apart en bereken daarna een 'gewogen' gemiddeld verschil, gebruikmakend van de onderstaande procedure (1 en 2 staan respectievelijk voor de mannen en de vrouwen).

$$\frac{\text{difference 1 / variance 1} + \text{difference 2 / variance 2}}{1 / \text{variance 1} + 1 / \text{variance 2}}$$

2 Lineaire regressie.

Bij meer dan 1 confounder voer de confounding variables in als extra x - variabelen.

3 Propensity scores.

Bij veel confounders verliest methode 2 snel haar statisctische bewijskracht en kunnen we overgaan op deze methode.

Als er veel confounders zijn, kun je voor iedere patiënt een propensity score berekenen. Dat gebeurt als volgt. Bereken voor iedere afzonderlijke patiënt de kans op behandeling 1 vergeleken met de kans op behandeling 2, oftewel de odds ratio van de twee behandelingen. Hierna wordt een voorbeeld gegeven.

	behand. 1	behand. 2	kans op behandeling 1/ kans op behandeling 2	p
	n = 100	n = 100		
leeftijd > 65	63	76	0.54 (63/37 / 76/24)	0.05
leeftijd < 65	37	24	1.85 (1/OR$_1$)	0.05
dm	20	33	0.51	0.10
niet dm	80	67	1.96	0.10
roker	50	80	0.25	0.10
niet roker	50	20	4.00	0.10
hypertensie	60	65	0.81	ns
niet hypertensie	40	35	1.23	ns
cholesterol	75	78	0.85	ns
niet cholesterol	25	22	1.18	ns
nierinsuff	12	14	0.84	ns
niet nierinsuff	88	86	1.31	ns

Bereken vervolgens zoals in de volgende tabel getoond wordt, voor ieder patiënt zijn of haar eigen propensity score en het product van vermenigvuldiging van alle statistisch significante of bijna significante odds ratio's.

Zoals hierna in de tabel (j = ja, n = nee) te zien is, verschillen de propensity scores per patiënt aanzienlijk.

		oud j/n	dm j/n	roker j/n	prop score = $OR_1 \times OR_2 \times OR...$	
patiënt	1	j	j	n	$0.54 \times 0.51 \times 4$	= 1.10
patiënt	2	n	n	n	$1.85 \times 1.96 \times 4$	= 14.5
patiënt	3	j	n	n	$0.54 \times 1.96 \times 4$	= 3.14
patiënt	4	j	j	j	$0.54 \times 0.51 \times 0.025$	= 0.06-885
patiënt	5	n	n	j		
patiënt	6	j	j	j		
patiënt	7					
patiënt	8					

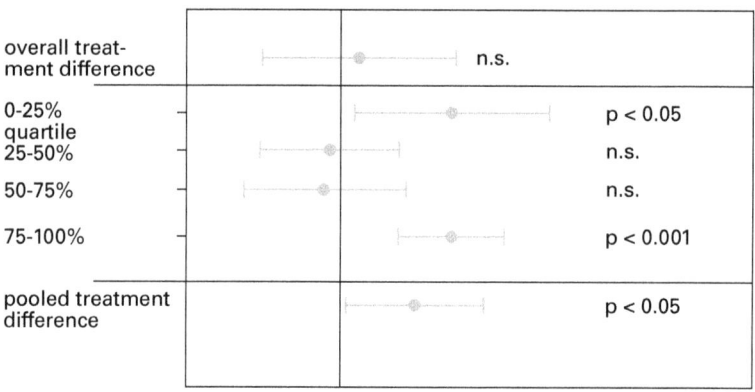

treatment differences and their 95% confidence intervals

Verdeel vervolgens de patiënten in vier subgroepen, afhankelijk van de grootte van hun propensity scores. Bepaal het verschil in treatment effect van behandeling 1 en 2 per subgroep zoals in voorgaande figuur getoond wordt. Het 'gewogen' gemiddelde verschil tussen de twee behandelingen wordt op dezelfde manier berekend als bij subclassification en dit wordt het geadjusteerd verschil genoemd. In dit voorbeeld blijkt het geadjusteerd verschil groter te zijn dan het niet-geadjusteerd verschil. De conclusie luidt: correctie op confounders heeft hier geleid tot het zichtbaar maken van een significant behandelingseffect dat aanvankelijk gemaskeerd was door confounding.

Een alternatieve aanpak voor adjustment van het behandelingsverschil met propensity scores is de volgende. Voeg de propensity scores als continue x-variabele toe aan een binair lineair regressiemodel met de behandelingsmodaliteit als eerste x-variabele en het behandelingseffect als y-variabele.

Drie Caveats voor werken met propensity scores worden gegeven:
- Propensity scores zijn niet voor interacties.
- Irrelevante onafhankelijke covariabelen reduceren de power van de approach.
- Propensity scores kunnen op deze manier een schijnzekerheid creëren.

Interactieaanpak

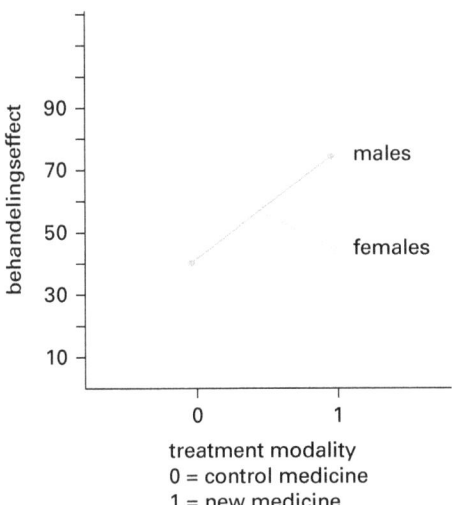

De voorgaande figuur laat zien dat een subgroep het beter doet op de ene behandeling, de andere subgroep op de andere behandeling. Dit fenomeen wordt interactie genoemd tussen de subgroepkarakteristiek en de behandelingsmodaliteit. Als er een significante interactie is, wordt een overall analyse op verschil in behandelingseffect zinloos, omdat dat verschil verschilt van subgroep tot subgroep. Meestal is dit rampzalig voor de trial omdat de trial was opgezet om een groot overall behandelingseffect te meten. De kans is vrij groot dat de trial niet over voldoende power beschikt om het behandelingseffect in de subgroepen betrouwbaar te meten. Interactie wordt ook wel heterogeniteit genoemd.

Voorbeeld interactie

Het volgende onderzoek meet het effect van twee antiaritmica op het aantal episoden van paroxismaal atriumfibrilleren. Overall lijkt metoprolol het

	verapamil	metoprolol	
mannen	52	28	
	48	35	
	43	34	
	50	32	
	43	34	
	44	27	
	46	31	
	46	27	
	43	29	
	49 +	25 +	
	464	302	766
vrouwen	38	43	
	42	34	
	42	33	
	35	42	
	33	41	
	38	37	
	39	37	
	34	40	
	33	36	
	34 +	35 +	
	368	378	746
	832	680	

beter te doen, maar in feite geldt dat alleen voor de data van één subgroep: de mannen.

Dit verschil in behandelingseffect tussen mannen en vrouwen lijkt op interactie te berusten. Het kan op de drie volgende manieren geanalyseerd worden.

Eerste manier

De ongepaarde t-test kan gebruikt worden. Eerst worden de gemiddelde verschillen tussen de twee behandelingen bij de mannen en dan bij de vrouwen berekend. Vervolgens worden de resultaten van de mannen en de vrouwen met elkaar vergeleken met behulp van een ongepaarde t-toets. De gepoolde standard error wordt gebruikt om te toetsen (vera = verapamil, meto = metoprolol).

	mannen	vrouwen
Mean vera (SD)	46.4 (3.23866)	36.8 (3.489667)
Mean meto (SD)	30.2 (3.48966)	37.8 (3.489667)
Difference (SE)	16.2 (1.50554)	−1.0 (1.5606)
Difference mannen/vrouwen (SE)	17.2 (2.166)	
	t = 17.2 / 2.166 = 8…	
	p < 0.0001	

De conclusie: er bestaat een significant verschil tussen mannen en vrouwen in treatment effect, en dus is er gender × treatment effect interactie. De ene behandeling ten opzichte van de andere is beter bij de vrouwen, de andere behandeling ten opzichte van de ene is beter bij de mannen.

Tweede manier

Variantieanalyse (ANOVA) schat of de variantie ten gevolge van interactie significant is groter dan de variantie ten gevolge van toeval (ook wel residueel, oftewel 'door randomness' genoemd).

	verapamil	metoprolol	
mannen	52	28	
	48	35	
	43	.	
	50 +	. +	
	464	302	766
vrouwen	38	.	
	42	.	
	.	.	
	. +	35 +	
	368 +	378+	746+
	832	680	1512

SS total = $52^2 + 48^2 + \ldots 35^2 - \frac{(52+ 48+ +\ldots 35)^2}{40} = 1750.4$

SS treat by gender = $\frac{464^2 +\ldots 378^2}{10} - \frac{(52+ 48+ +\ldots 35)^2}{40} = 1327.2$

SS residual = SS total − SS treat by gender = 423.2
SS rows = $\frac{766^2 + 746^2}{20} - \frac{(52+ 48+ +\ldots 35)^2}{40} = 10.0$ (= SS gender)

SS columns = $\frac{832^2 + 680^2}{20} - \frac{(52+ 48+ +\ldots 35)^2}{40} = 577.6$ (= SS treatment)

SS interaction = SS treat by gender − SS rows − SS columns = 1327.2 − 10.0 − 577.6 = 739.6

De berekeningen via computer (SPSS) gaan als volgt:
1 Command:
2 Statistics;
3 Analyze;
4 General Linear Model;
5 Univariate;
6 Voer in de outcome (aantal episoden met atriumfibrilleren) als dependent variable, en de fixed factors treatment modality en gender, klik daarna ok.

	SS (sums of squares)	dfs	MS	F	p
Rows (gender)	10.0	1	10	0.851	ns
Columns (treatment)	577.6	1	577.6	49.1	< 0.0001
Interaction	739.6	1	739.6	62.9	< 0.0001
Residual	423.2	36	11.76		
Total					

SPSS produceert de voorgaande ANOVA-tabel. SS interaction wordt vergeleken met SS residual. De conclusie van deze analyse luidt dat er een significante interactie bestaat tussen gender en treat modality. Vaak is het beter voor de overall beoordeling het random effects-model te volgen; dat wil zeggen: SS treatment wordt vergeleken met SS interaction, omdat de onzekerheid ten gevolge van interactie beschouwd kan worden als onverklaarde spreiding in de data. In dat geval wordt de SS treatment p-waarde > 0.05. Er is geen significant treatment effect meer.

Derde manier

De derde manier om interactie te analyseren is lineaire regressieanalyse.

Geef in SPSS de commando's:
1 statistics;
2 analyze;
3 regression;
4 linear.

We voeren de volgende variabelen in
  Enter y = episodes of PAF (paroxismaal atriumfibrilleren) per patiënt
  x_1 = treat modality per patiënt (0 of 1)
  x_2 = gender per patiënt (0 of 1)

Voer vervolgens een additionele interactievariabele in:
  x_3 = interaction "treat modality by gender" per patiënt (0 of 1)

De patiënten kunnen de volgende vier combinaties met independent variabelen voor de interactievariabele hebben.

combinaties	treat modal	gender	interaction
1	0	0	0 × 0 = 0
2	1	1	1 × 1 = 1
3	0	1	0 × 1 = 0
4	1	0	1 × 0 = 0

Na toevoeging van de interactievariabele levert het SPSS-programma het volgende resultaat op.

	B	SE	t	significance
constant	46.40	1.084	42.79	0.00
x_1	−16.20	1.533	−10.565	0.00
x_2	−9.60	1.533	−6.261	0.00
x_3 (interactie)	17.20	2.168	7.932	0.00

De conclusie luidt ook hier dat er een significante interactie is tussen geslacht en behandelingsmodaliteit op het eindpunt episoden van atriumfibrilleren.

Het is opvallend en ook geruststellend te zien dat de t-waarde-interactie van het regressiemodel = 7.932 en de F-waarde-interactie van het ANOVA-model = 62.916 en dat dus de F-waarde = t^2. Er wordt bij de verschillende statistische modellen kennelijk van vrijwel dezelfde berekeningen gebruikgemaakt. We moeten nog opmerken dat SPSS weinig mogelijkheden heeft voor een random effects procedure bij regressiemodellen.

Opmerking

Soms is interactie geen ramp, zoals in het volgende voorbeeld.

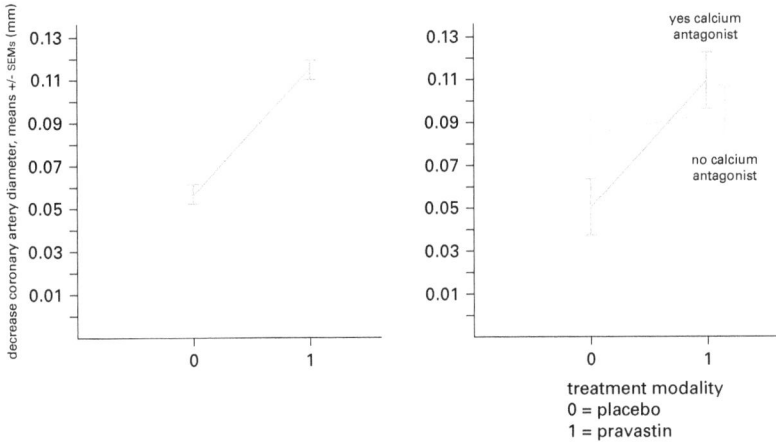

In de REGRESS-studie (Regression Growth Elevation Statin, Circulation, 1995) werden 884 patiënten twee jaar behandeld met pravastatine of placebo. Het eindpunt was de diameter van het lumen van de coronairarteriën. De resultaten waren als volgt:

overall improvement	0.060 mm
met calc. antagonist	0.095 mm
zonder calc. antagonist	0.010 mm

Het grote verschil door de verbetering tijdens comedicatie met een calciumantagonist lijkt geen toeval, want de test op interactie was significant, p = 0.011. Dit was onverwachts, maar voor de onderzoekers niet onwelkom. Het heeft inmiddels in Amerika al geleid tot de productie van een combinatiepreparaat met zowel een statine als een calciumantagonist.

Andere populaire regressiemodellen

$y = a + b_1 x_1 + b_2 x_2 + \ldots b_{10} x_{10}$ linear
$y = a + bx + cx^2 + dx^3 + \ldots$ polynomial
$y = a + \sinus x + \cosinus x + \ldots$ Fourier
$\text{Log odds} = a + b_1 x_1 + b_2 x_2 + \ldots b_{10} x_{10}$ logistic
$\text{Log hazard} = a + b_1 x_1 + b_2 x_2 + \ldots b_{10} x_{10}$ Cox
$\text{Log rate} = a + b_1 x_1 + b_2 x_2 + \ldots b_{10} x_{10}$ Poisson

Hierna wordt een voorbeeld gegeven van een polynoom regressiemodel.

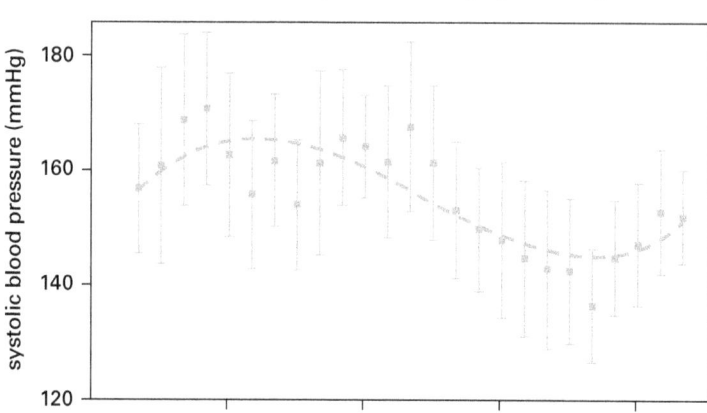

De gemiddelden en de SD's van de ambulante bloeddrukmetingen van tien patiënten met hypertensie zijn te zien. Het softwareprogramma heeft berekend dat de best 'fit' regressielijn voor deze data een polynome curve van de zevende order is ($y = a + bx + cx^2 + dx^3 \ldots + gx^7$). Het doel van dit soort polynome analyses is onder andere het bestuderen van circadiaanse RR-ritmes en de effecten hierop van bepaalde geneesmiddelen.

Het algemene principe van regressieanalyse kan worden samengevat in de volgende punten.
1 Regressieanalyse berekent best passende 'lijn, curve, sinusoïde' (kortste afstand tot de data).
2 Regressieanalyse test dan hoe ver de data van lijn ... afliggen.
3 Significante correlatie tussen y- en x-data betekent: de y-data liggen dichter bij het model dan door toeval mogelijk is.
4 Vaak zijn regressiecurves eenvoudig te toetsen: t-test, ANOVA.
5 Modelprincipe grootste tekortkoming van regressieanalyses: natuur laat zich niet gemakkelijk dwingen in mathematische patronen.

Logistische regressie

Toetsen gebeurt bij logistische regressie met behulp van logaritmische transformaties
^{10}Log 1000 = 3
^{10}Log 100 = 2
^{10}Log 10 = 1
^{10}Log 1 = 0

^{e}Log e^3 = 3
^{e}Log e^2 = 2

$^e\log e = 1$
$^e\log 1 = 0$

Anti $^{10}\log 3 =$
Anti $^e\log 3 =$
Anti $^e\log 1 =$
Anti $^e\log 0 =$

Er wordt in de statistiek en vooral bij logistische regressie veel gebruikgemaakt van odds. Deze term is moeilijk te begrijpen en komt eigenlijk uit de gokwereld. Toch wordt hij veel toegepast, omdat de term mathematisch erg goed werkt: in tegenstelling tot het risico of de kans op iets, die gaat van 0 tot 1, gaat odds van 0 tot oneindig. Software met odds loopt daarom veel minder snel vast dan software die werkt met kans of risico.

De odds op een infarct wordt als volgt gedefinieerd:

$$\text{odds infarct} = \frac{\text{aantal patiënten in een populatie met infarct}}{\text{aantal patiënten in dezelfde populatie zonder infarct}}$$

De odds op een infarct is niet hetzelfde als de kans op een infarct, want de kans in een populatie op een infarct is het deel van de patiënten dat een infarct kreeg, maar wordt als benadering ervan gebruikt. Zowel de kans als de odds is gecorreleerd met leeftijd.

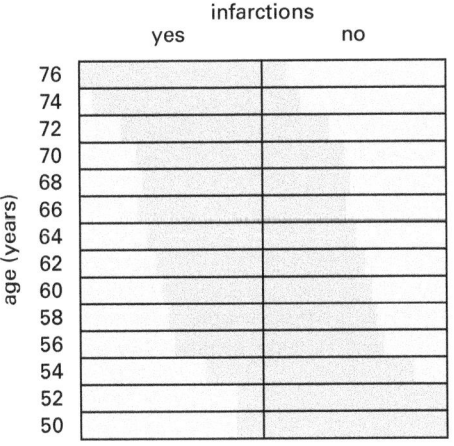

aantallen patiënten at risk met infarct ja / nee

De voorgaande figuur toont dat met oplopende leeftijd het aantal patiënten at risk dat een infarct krijgt flink toeneemt.

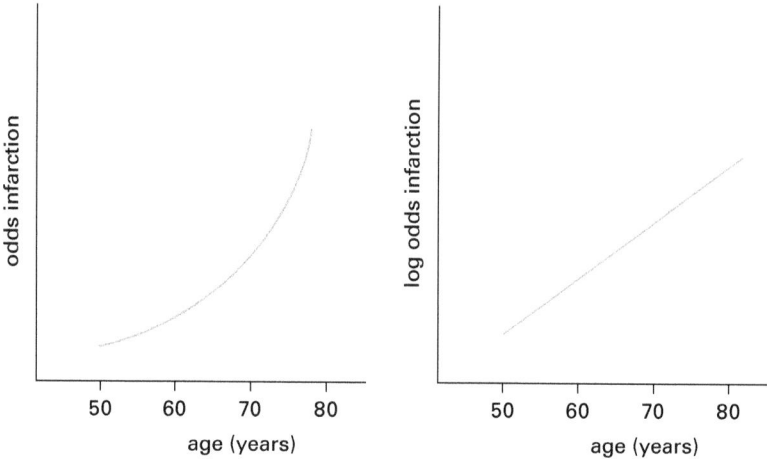

De voorgaande figuren laten zien dat de odds op infarct ook gecorreleerd is met de leeftijd, maar zoals te zien is de correlatie niet lineair maar exponentieel. Als je nu een log-teken voor de odds zet, wordt de correlatie plotseling weer lineair. Er is dus een loglineaire correlatie tussen de odds op infarct en leeftijd.

Als we nu het lineaire regressiemodel transformeren naar een loglineair model, dan kan het model weer gebruikt worden voor het bestuderen van de relatie odds op infarct en leeftijd:

$$y = a + bx$$
$$\ln \text{odds} = a + bx \quad (x = \text{leeftijd})$$

Geef in SPSS de volgende commando's:
1 Command binary logistic regression.
2 Dependent variable infarct ja / nee (0 / 1).
3 Independent variable leeftijd.

De volgende regressievergelijking wordt gebruikt voor de analyse van een databestand van duizenden patiënten van wie de leeftijd is vastgesteld én het wel of niet hebben van een infarct.

$$\ln \text{odds} = \ln \frac{\text{infarcten}}{\text{geen infarcten}} = a + bx$$

SPSS-software levert de volgende uitslagen op:
 $a = -9.2$
 $b = 0.1$ (SE = 0.04; $p < 0.05$) leeftijd independent determinant odds infarct

Vervolgens kunnen we met behulp van de regressievergelijking de odds op infarct voor elke leeftijd berekenen:

ln odds 55.1 jaar = –9.2 + 0.1 . 55 = –4.82265

odds = antiln odds = 0.008 = 8 / 1000

ln odds 75.2 jaar = –9.2 + 0.1 . 75 = –1.3635

odds = 0.256 = 256 / 1000

De odds op een infarct is bij 75-jarigen vele malen groter dan bij 50-jarigen, zoals blijkt uit voorgaande berekeningen. De odds op een infarct kan natuurlijk veel betrouwbaarder voorspeld worden als we gebruikmaken van multipele voorspellende variabelen oftewel predictoren.

Als voorbeeld vervolgen we 10.000 patiënten gedurende tien jaar. Alle infarcten en baseline-kenmerken worden geregistreerd. We gebruiken het volgende logistische model.

dependent variable	*infarct yes or no*
independent variables(predictors)	1 gender
	2 age
	3 BMI (body mass index)
	4 syst blood pressure
	5 cholesterol
	6 heart rate
	7 diabetes
	8 antihypertensives
	9 previous heart infarct
	10 smoker

De SPSS-software berekent de b-waarden van de independent variabelen uit in het volgende model

ln odds infarct = a + b_1 gender-data + ... b_{10} smoker-data

	b-waarden	p-waarden
1 gender	0.6583	< 0.05
2 age	0.1044	"
3 BMI	−0.0405	"
4 syst. blood pressure	0.0070	
5 cholesterol	0.0008	
6 heart rate	0.0053	
7 diabetes	1.2509	
8 antihypertensives	0.3175	
9 previous heart infarct	0.8659	
10 smoker	0.0234	
a-waarde	−9.1935	

Alle b-waarden blijken statistisch significant te zijn. De regressievergelijking

$$\ln \text{ odds infarct} = a + b_1 x_1 + b_2 x_2 + b_3 x_3 + \ldots$$

kan dus gebruikt worden om de best predictable y-waarde te berekenen uit elke afzonderlijke combinatie van x-waarden. Op deze manier kan het model gebruikt worden als voorspeller voor individuen met bepaalde karakteristieken om binnen een periode van tien jaar een infarct te krijgen.

Bijvoorbeeld een man met de volgende karakteristieken:
– male (x)
– 55 years of age (x_2)
– cholesterol 6.4 mmol/l (x_3)
– syst. blood pressure 165 mmHg (x_4)
– antihypertensives (x_5)
– dm (x_6)
– 15 cigarettes / day (x_7)
– heart rate 85 beats / min (x_8)
– BMI 28.7 (x_9)
– smoker (x_{10})

heeft de volgende odds op infarct, gesteld dat hij zijn levensstijl niet al te drastisch wijzigt. Berekening odds infarct (zie tabel).

	b-waarden	x-waarden		
gender	0.6583	1 (0 or 1)	=	0.6583
age	0.1044	55	=	5.742
bmi	-0.0405	28.7	=	...
blood pressure	0.0070	165	=	
cholesterol	0.0008	6.4	=	
heart rate	0.0053	85	=	
diabetes	1.2509	1	=	
antihypertensives	0.3175	1	=	
previous heart infarct	0.8659	0	=	
smoker	0.0234	15	=	
a-value			=	-9.1935 +
		ln odds infarct	=	-0.5522
		odds infarct	=	0.58 = 58/100

Odds wordt vaak geïnterpreteerd als 'risk', maar de echte 'risk' is een beetje kleiner dan odds, en kan worden gevonden met de formule:
risk event = 1 / (1 + 1/odds)

Als odds infarct = 0.58, dan kan berekend worden dat de echte risk op infarct = 0.37. Voorgaande methode om individuele risico's te voorspellen op basis van longitudinale observaties van grote representatieve populaties wordt steeds vaker toegepast. Niet alleen voor epidemiologisch onderzoek, maar ook om in een gezondheidssysteem met beperkte economische middelen te bepalen wie:
– operabel is;
– medicatie verdient;
– recht heeft op behandeling of juist geen recht;
– DNR-sticker krijgt (DNR = do not resuscitate).

Er kleven natuurlijk nogal wat bezwaren aan deze procedure. Patiënten gedragen zich meestal niet als muskieten, maar verbeteren meestal hun levensstijl. Ook is het logistische model misschien wat primitief om alle predictoren adequaat samen te vatten. Er wordt bijvoorbeeld zelden of nooit getoetst op interactie tussen de predictoren en die is in ruime mate voorhanden. Soms worden ook niet helemaal significante predictoren in het model toegelaten. Tot slot zegt een kans op een infarct van 58% op individuele basis niet zoveel. Je krijgt het of je krijgt het niet, dus het wordt altijd 100% ja of 100% nee.

2.29 Logistische regressie voor efficacy-data-analyse

Logistische regressie is immens populair, en wordt momenteel ook veelvuldig toegepast bij analyse van klinische trials. In een trial worden bijvoorbeeld twee behandelingsgroepen vergeleken op werkzaamheid van een nieuwe en een controlebehandeling. Het aantal responders per groep geldt als uitkomstmaat.

	responders	non-responders
nieuwe behandeling (groep 1)	17 (E)	4 (F)
controlebehandeling (groep 2)	19 (G)	28 (H)

odds of responding	=	E/F en G/H,
odds ratio (OR)	=	E/F / G/H
	=	maat v kans op responding in groep 1
		... kans op responding in groep 2

De voorgaande tabel geeft een overzicht van de benadering. Er bestaat géén lineair verband tussen behandelingsmodaliteiten en de odds of responding, maar wél een lineair verband tussen behandelingsmodaliteiten en de log-odds of responding.

Een nóg beter resultaat wordt verkregen, als men werkt met ln-odds (natuurlijke logaritme):

transformeer lineair regressiemodel	$y = a + bx$
in	ln-odds = $a + bx$

Ln-odds is dus de dependent variable en x is de independent variable (behandelingsmodaliteit): x = 1 als de patiënt de nieuwe behandeling krijgt, x = 0 als de patiënt de controlebehandeling krijgt.

In plaats van	lnodds	=	$a+bx$
schrijf	odds	=	e^{a+bx}
als nieuwe behandeling x = 1, dan wordt	odds	=	e^{a+b}
als controlebehandeling x = 0, dan wordt	odds	=	e^{a}
de deelsom = odds ratio		=	$e^{a+b}/e^{a} = e^{b}$

OR wordt zo'n beetje geïnterpreteerd als $\frac{\text{"kans responding groep 1"}}{\text{"kans responding groep 2"}} = e^{b}$

De software berekent de beste b voor onze data.

Als b = 0, dan is e^{b} = 1, en dus is OR = 1.
Als b > 0, dan is e^{b} > 1, en dus is OR > 1, wat betekent dat er een verschil bestaat tussen de nieuwe en de controlebehandeling. Hierna staan de resultaten van de berekening.

coëfficiënten	SEM	t(z)	p
a −1.95	0.53	.....	.....
b 1.83	0.63	2.9..	0.004=>

b is significant groter dan 0. Dus kunnen we nu de grootte van de OR berekenen.
b / SE = 2.9, en dus > 2. b is dus significant groter dan 0. Er is een significant verschil tussen de nieuwe behandeling en de controlebehandeling. We kunnen nu met behulp van de formule OR = e^{b} de odds ratio berekenen en zo een indruk krijgen van de mate waarin de nieuwe behandeling beter is dan de controlebehandeling.
OR = e^{b} = $2.718^{1.83}$ = 6.23
De 'kans' om te responderen is ongeveer 6.23 maal groter bij de nieuwe behandeling dan bij de oude behandeling. Je kunt dit soort data natuurlijk ook toetsen met eenvoudigere tests voor proporties; bijvoorbeeld, z-test, of

chi-kwadraat, maar het voordeel van het logistische model is 1) dat het in staat stelt een odds ratio te berekenen, en 2) dat je aan het logistische model extra x-variabelen kunt toevoegen en op die manier kunt corrigeren op subgroepeffecten.

2.30 Multipele logistische regressie voor efficacy-data-analyse

Gebruikmakend van dezelfde studie als hiervoor beschreven is, gaan we een multipele logistische regressie uitvoeren waarbij we de data corrigeren op leeftijdsverschillen tussen de patiënten. De voorgaande logistische regressietabel wordt verdeeld in twee subtabellen.

	responders	non-responders	responders	non-responders
	> 50 jaar		< 50 jaar	
groep 1				
nieuwe behandeling	4	2	13	2
groep 2				
controle behandeling	9	16	10	12

De SPSS-software berekent de best passende b- en a- waarden voor de data. Het model ziet er als volgt uit.

$$\ln \text{odds} = a + b_1 x_1 + b_2 x_2$$

	waarden	SEM	t (z)	p	OR		
a	−2.37	0.65					
b_1	1.83	0.67	2.7..	0.007	$e^{1.83}$	=	6.23
b_2	0.83	0.50	1.6..	0.010	$e^{1.83}$	=	2.29

De voorgaande b-waarden worden door het SPSS-programma berekend.
    Omdat de beide b-waarden statistisch significant zijn, concluderen we dat zowel behandelingsmodaliteit als leeftijd een independent determinant is van de odds op responderen. Nu kunnen we voor elke predictor afzonderlijk de odds ratio berekenen. Hieruit volgt dat
1 de nieuwe behandeling het ongeveer 6.23 maal beter doet dan de oude behandeling,
2 de jongeren het ongeveer 2.29 maal beter doen dan de ouderen.

Omdat de predictoren onafhankelijk van elkaar zijn, kunnen we logischerwijs ook concluderen dat, als patiënten de nieuwe medicatie krijgen en tevens jong zijn, ze ongeveer 6.23 × 2.29 = 14.27 maal beter responderen dan met de oude medicatie en op oude leeftijd.

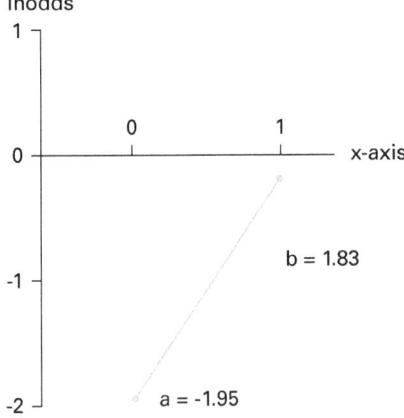

De voorgaande grafiek laat zien hoe het model werkt. We nemen aan dat er een lineair verband bestaat tussen de ln-odds op responding en de behandelingsmodaliteit. Bij de controlebehandeling is de ln-odds op responding circa −2, bij de nieuwe behandeling veel groter.

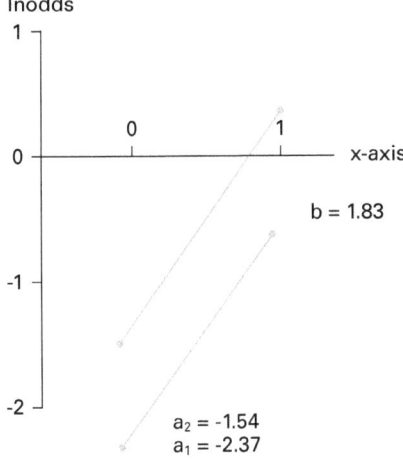

De voorgaande figuur laat het multipele model zien. Er wordt uitgegaan van twee regressielijnen, een voor ouderen, een voor jongeren. Je kunt je natuurlijk afvragen waarom de best passende regressielijnen precies evenwijdig aan elkaar lopen.

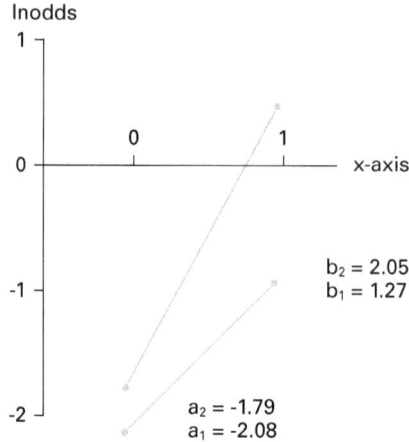

De voorgaande figuur laat zien dat de afzonderlijk berekende regressielijnen duidelijk verschillende richtingen hebben. De 'jongere' lijn verloopt steiler: jongeren hebben blijkbaar een betere start en betere response.

De conclusie uit voorgaande drie plaatjes dient als volgt te zijn.
1 Volgens het logistische model: jongeren starten hoger, responderen idem.
2 In werkelijkheid: jongeren starten hoger, reponderen beter.
3 De logistische regressie = major simplification.

Het logistische model gaat uit van volledige onafhankelijkheid van de twee predictoren ten opzichte van elkaar. In de realiteit is dat bijna nooit het geval. Logistische regressie manipuleert de werkelijkheid dus een beetje. Dit wordt ook datamassage genoemd. Het kan mensen op een verkeerd been zetten en is dan ook zeer gevaarlijk voor de analyse van confirmatieve data die de hoogste mate van betrouwbaarheid moeten hebben. Beter zou het zijn om dit soort methoden alleen toe te passen voor zogeheten exploratieve research waarvan we weten dat de resultaten niets bewijzen, maar die nog bewezen moeten worden door confirmatieve gerandomiseerde trials die met eenvoudige prospectieve univariate toetsen geanalyseerd worden. In de medische literatuur blijkt helaas te veel gewicht te worden toegekend aan regressiemethodieken en dat maakt de conclusies uit de confirmatiestudies alleen maar onzekerder.

Logistische regressie exploratief doel

Als voorbeeld geven we een observationele studie die als hoofdvraag heeft: zijn er nog meer independent determinants van endometriumcarcinoom bij postmenopauzale vrouwen dan alleen maar oestrogeengebruik?

y-variabele = ln-odds endometriumcarcinoom

x_1 = oestrogeengebruik < 8 jaar
x_2 = oestrogeengebruik > 8 jaar
x_3 = lage vruchtbaarheidsindex
x_4 = adipositasscore
x_5 = hypertensiescore
x_6 = vroege-menopauzescore

Het volgende logistische regressiemodel wordt gebruikt.
ln-odds carcinoom = a + b_1 oestrogeendata +... b_6 vroege-menopauzedata

risk factors	regression co-efficient (b)	standard error	p-waarde	odds ratio (e^b)
1 oestrogeen < 8j	1.37	0.24	< 0.0001	3.9
1 oestrogeen > 8j	2.60	0.25	< 0.0001	13.5
1 lage vruchtbaarheid	0.81	0.21	0.0001	2.2
1 adipositas	0.50	0.25	0.04	1.6
1 hypertensie	0.42	0.21	0.05	1.5
1 vroege menopauze	0.53	0.53	ns	1.7

De voorgaande tabel geeft een overzicht van de door het softwareprogramma berekende regressiecoëfficiënten waarvan er vijf statistisch significant zijn. De niet-significante wordt uit het model verwijderd. De interpretatie van het resultaat is als volgt.
    odds ratio = 'kans' op endometriumcarcinoom 'met risk factor' vergeleken met de kans 'zonder risk factor'.
    De 'kans' op carcinoom bij oestrogeen = 3.9.
    De 'kans' op carcinoom bij lage vruchtbaarheid = 2.2.
    Aangezien de significante predictoren onafhankelijk van elkaar zijn, kunnen we ze gebruiken om de totale 'kans' bij vele ongunstige predictoren te berekenen. Als je < 8jaar oestrogeengebruikster bent, een lage vruchtbaarheidsindex, adipositas en hypertensie hebt, is je 'kans' opgelopen tot

$$e^{b_2+b_3+b_4+b_5} = e^{b_2} \cdot e^{b_3} \cdot e^{b_4} \cdot e^{b_5} = 75.9 \text{ maal}$$

meer dan de kans in de groep zonder al deze risicofactoren. Nou lijkt een 76-voudige kans klinisch wat onrealistisch. Wat hier natuurlijk aan de hand is, is interactie. De variabelen adipositas, vruchtbaarheid en hypertensie zijn natuurlijk niet geheel onafhankelijk van elkaar. Patiënten die de ene risicofactor hebben, hebben veel meer kans om ook de andere te hebben. Daardoor overschat het logistische model hier het echte risico.

Cox-regressie

Ook Cox-regressie is immens populair en is gebaseerd op het principe dat in een steekproef hetzelfde percentage patiënten per tijdseenheid een event heeft, een assumptie die voor mensen tamelijk sterk is. Het gaat dus om een exponentieel model dat misschien wel adequaat is voor het beschrijven van de mortaliteit van muskieten, maar in mindere mate voor die van menselijke individuen. Toch wordt het model wijdverbreid toegepast voor de vergelijking van Kaplan-Meier-curves bij menselijke wezens. Dat gebeurt omdat we op dit moment geen beter model voorhanden hebben.

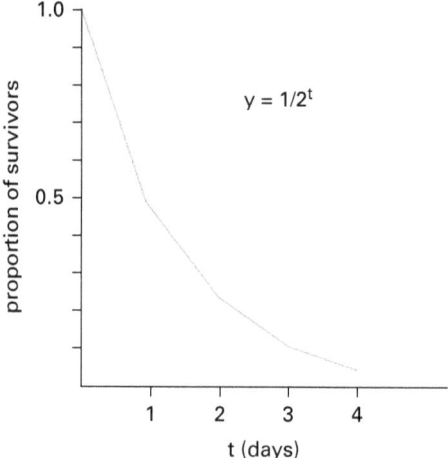

De voorgaande figuur laat zien wat er gebeurt als je veel muskieten in een kleine ruimte opsluit. De muskieten sterven als ze tegen de muur botsen. Na één dag is 50% nog in leven, na de tweede dag 25%, na dag 3 nog 12,5% etc.

De formule voor de proportie overlevenden = $½^t = 2^{-t}$

In de natuurwetenschappen geeft het getal e (= 2.71828) vaak een nog iets betere benadering dan 2. Bovendien heeft e mathematische voordelen, bijvoorbeeld als er gedifferentieerd moet worden. De term k wordt bepaald door de species. De formule voor proportie overlevenden ziet er dan als volgt uit:

proportie overlevenden = e^{-kt}

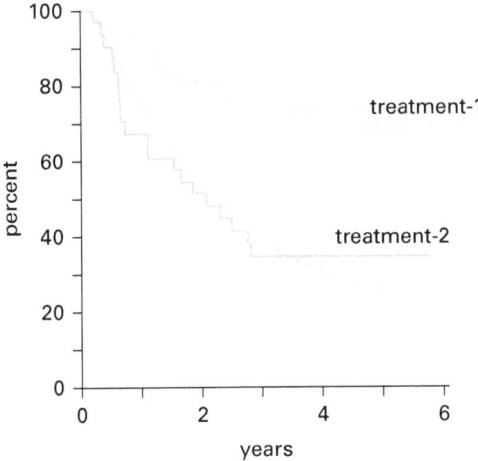

De voorgaande figuur laat twee Kaplan-Meier-curves van patiënten met kanker zien die met twee verschillende medicaties behandeld worden. Behandeling 1 lijkt het duidelijk beter te doen dan behandeling 2. Het Cox-model masseert de data in exponentiële curves. Dat zijn de gestippelde curves in de voorgaande figuur.

De formules voor de voorgaande gemodeleerde curves zijn de volgende:
proportie overlevenden = e^{-kt-bx} waarbij x = binaire variabele; x = 0 betekent behandeling 1, x = 1 betekent behandeling 2. De b-waarde = regression coefficient.

Als x = 0, dan verandert de formule in proportie overlevenden = e^{-kt}
Als x = 1, dan verandert de formule in proportie overlevenden = e^{-kt-b}

Net als bij logistische regressie wordt gewerkt met odds op overleven in plaats van echte kans op overleven en we zullen de odds hier 'kans' tussen aanhalingstekens noemen.

De relatieve "kans" op overleven is dus $= e^{-kt-b}/e^{-kt}$ $= e^{-b}$
De relatieve "kans" op overlijden = hazard ratio is dus $= e^b$
De hazard ratio = $\frac{\text{"kans" overlijden bij behandeling 2}}{\text{"kans" overlijden bij behandeling 1}}$ is dus gelijk aan $= e^b$

De software berekent weer de 'best fit' b voor de gegeven data.

Als de b-waarde significant > 0 is, dan is de hazard ratio significant > 1, en is er dus een significant verschil tussen 'kans' op overlijden bij behandeling 2 vergeleken met die bij behandeling 1.

We moeten de data op de volgende wijze in onze werktabel invoeren.
Variabelen (drie kolommen)
1 per patient Months to event;
2 per patient Event status: death of censored (censored betekent uitvaller maar niet overleden);

3 per patient Treatment modality 0 or 1.

Resultaten	b	SEM	t	p
	1.10	0.41	2.68	0.01

De hazard ratio van behandeling 2 versus behandeling 1 is dus gelijk aan = e^b = e 1.10 = 3.00. De b-waarde verschilt significant van 0, en er is dus een significant verschil tussen behandeling 1 en 2. Een eenvoudiger test, zoals de log rank test, geeft een betere p-waarde, p = 0.002, en is dus sensitiever. Het voordeel van Cox-regressie is echter dat het een regressiemethode is en dus kan corrigeren op bijkomende predictoren in de behandelingsgroepen. In voorgaande studie zouden predictoren kunnen zijn het ziektestadium van de patiënten en de aanwezigheid van meer symptomen. We gaan het model dus hiermee uitbreiden.

Het model wordt uitgebreid volgens de formule:

$$\text{hazard} = e^{kt + b_1 x_1 + b_2 x_2 + b_3 x_3}$$

$x_1 = 0$ (behandeling 1) $x_1 = 1$ (behandeling 2)

$x_2 = 0$ (ziektestadium 1-3) $x_2 = 1$ (ziektestadium 4)

$x_3 = 0$ (A-symptomen) $x_3 = 1$ (B-symptomen)

$$\text{hazard ratio} = e^{b_1 + b_2 + b_3}$$

SPSS produceert de verschillende b-waarden die hieronder staan.

determinanten HR	b	SE	t	p
treatment modality (x_1)	1.10	0.45	2.44	0.02
disease stage (x_2)	1.38	0.55	2.51	0.02
symptoms (x_3)	1.74	0.69	2.52	0.02

Alle drie de x-variabelen zijn statistisch significante independent determinants.

De unadjusted hazard ratio was gelijk aan $e^{1.10}$ = 3.00.

De adjusted hazard ratio blijkt gelijk te zijn aan hazard ratio = $e^{1.10} \times e^{1.38} \times e^{1.74} = e^{1.10+1.38+1.74}$ = 68.00.

De conclusie luidt dat behandeling 2 na adjustment voor gevorderd ziektestadium en de aanwezigheid van B-symptomen een 68 maal hogere mortaliteit tot gevolg heeft dan de behandeling zonder adjustment. Dit resultaat lijkt evenals het resultaat van het eerder behandelde exploratieve voorbeeld van logistische regressie wat overdreven. Natuurlijk is hier weer niet rekening gehouden met eventuele interactie tussen ziektestadium en de aanwezigheid van B-symptomen. We mogen aannemen dat patiënten met ziektestadium 4 veel vaker B-symptomen zullen hebben dan patiënten met ziektestadium 1.

De problemen met Cox-regressie kunnen als volgt worden samengevat:
1 Cox-regressie is een simplificatie van de werkelijkheid die veel complexer is dan het exponentiële model dat gebruikt wordt.
2 Cox is soms minder sensitief dan de log rank test.
3 Cox modelleert en masseert de data, wat tot gevolg heeft dat soms klinisch heel belangrijke fenomenen aan onze observatie kunnen worden onttrokken.

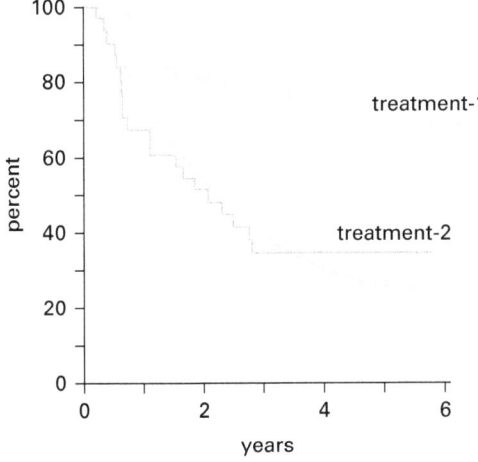

Aan de onderste curve van voorgaande figuur is te zien dat er volgens de gemodelleerde curves (de gestippelde) relatief weinig sterfgevallen zijn in de eerste acht maanden, en dat de patiënten blijven sterven na 2½ jaar. In werkelijkheid was er een dramatische initiële sterfte ten gevolge van de toxiciteit van het middel, maar bleek bij de overlevers na 2½ jaar een complete remissie op te treden. Deze klinisch zeer relevante verschijnselen worden volledig gemist als je alleen maar een Cox-regressie analyse op je data doet.

Tot slot, een hazard ratio van 68 is inderdaad klinisch onrealistisch. Er is heel vaak enige interactie tussen de covariabelen. Dit kan theoretisch wel aangepast worden, maar dat heeft heel veel verlies aan power tot gevolg en wordt daarom meestal niet gedaan.

Enkele voorbeelden van situaties waar Cox beslist inadequaat is, zijn de volgende:
1 Het behandelingseffect start pas na 1-2 jaar, dit kan niet bij een exponentieel model.
2 Het behandelingseffect start direct (coronaire interventie, acute toxiciteit), dit kan evenmin om dezelfde reden.
3 Een onverwacht effect start ergens halverwege (graft-versus-host reactie, complete remissie).

2.3.3 Regressieanalyse met Laplace-transformaties (farmacologie)

Tot nu toe hebben we alleen mono-exponentiële functies gebruikt, bijvoorbeeld bij logistische regressie en Cox-regressie. Concentratie-tijdrelaties in de farmacokinetiek maken vaak gebruik van multi-exponentiële functies
$ft = D/V (e^{-at} + e^{-bt})$
D = dosis medicijn
V = verdelingsvolume
a = absorption constant compartment 1
b = elimination constant compartment 1
t = tijdseenheid

Er zijn geen directe methoden voor de analyse van exponentiële functies.
Logaritmische transformatie maakt van een mono-exponentiële functie een lineaire functie.
$ft = e^{-at}$
Ln ft = −at (lineaire functie).
Laplace-transformatie werkt anders dan logaritmische transformaties, en is gebaseerd op tweede afgeleiden. Laplace-transformatie kan multi-exponentiële functies omzetten in eerste- en tweedegraads functies.

Voorbeeld 1

Een initieel mono-exponentiële functie staat hierna.
$ft = C_t = C_0 \cdot e^{-at}$
De Laplace-transformatie van deze initiële functie is de volgende.
$fs = C_0 / (s+a)$
Hierbij is s = variabele en tevens de eenheid van de Laplace-functie die hier overeenkomt met de eenheid voor hoeveelheid drug / tijdseenheid (de tijdseenheid t is verdwenen).
1 / fs is dus nu een lineaire functie geworden.

Voorbeeld 2

Een initieel bi-exponentiële functie is hierna gegeven.
$ft = C_t = C_0 \cdot (e^{-at} + e^{-bt})$

De Laplace-transformatie van deze initiële functie is:
fs = Co / (s + a) (s + b)
Ook hier is s = variabele en de eenheid van de Laplace-functie overeenkomend met de eenheid voor hoeveelheid drug / tijdseenheid (de tijdseenheid t is verdwenen).
1 / fs is hier een kwadratische functie. Deze kan met polynome regressie van de tweede orde gemakkelijk geanalyseerd en geadjusteerd worden.

Er is nogal wat dure software voor de Laplace-programma's voor farmacokinetiek, bijvoorbeeld het S-plus-softwareprogramma van SAS of het Non-mem-softwareprogramma ontwikkeld aan de University of San Francisco (Non-mem = non-linear mixed effect model).

Het principe van de analyses:
1 enter data, time, confounders (renal function, gender, age);
2 requested Laplace transformation (er zijn circa 100 verschillende).

Software geeft:
– best fit concentration-time curve;
– adjusted confounders;
– test whether correlations are significant.

Het voordeel van Laplace-transformaties is dat ze gebaseerd zijn op eerste-orde kinetiek, die zo belangrijk is voor de (veelal wettelijk) verplichte vaststelling van farmacokinetische parameters, zoals de plasmahalfwaardetijd (onafhankelijke plasmaconcentratie op tijdstip 0, C_0), verdelingsvolume, en klaringsformules.

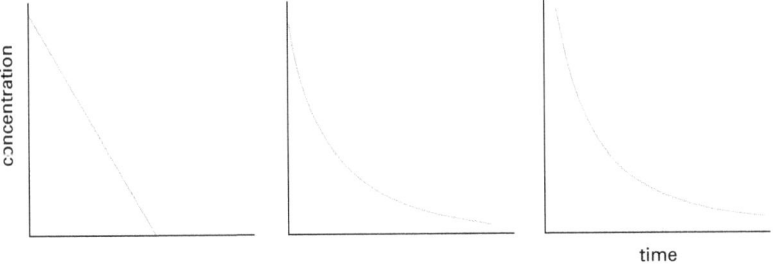

De figuren hiervoor tonen achtereenvolgens van boven naar beneden verzonnen tijdsconcentratiecurves die een nulde- ($c_t = c_0 - kt$), eerste- ($c_t = c_0 \cdot e^{-kt}$), en tweede- ($1/c_t = 1/c_0 - kt$) orde farmacokinetiek volgen.

De beperkingen van de Laplace-modellen zijn de volgende:
1 De natuur volgt niet altijd een eenvoudige exponentiële curve, de geproduceerde curves hebben vaak zeer wijde betrouwbaarheidsintervallen, wat wijst op een grote mate van onzekerheid. Dit is te zien in de figuur hierna die een Non-mem productie laat zien.
2 Met de mogelijkheid van interacties wordt geen rekening gehouden.

3 Met de mogelijkheid van een nulde-orde (ethanol, aspirine, hogere doses van bijna alle medicamenten) of tweede-orde farmakokinetiek (als medicamenten gemethyleerd of gehydrolyseerd worden voor excretie) wordt geen rekening gehouden.

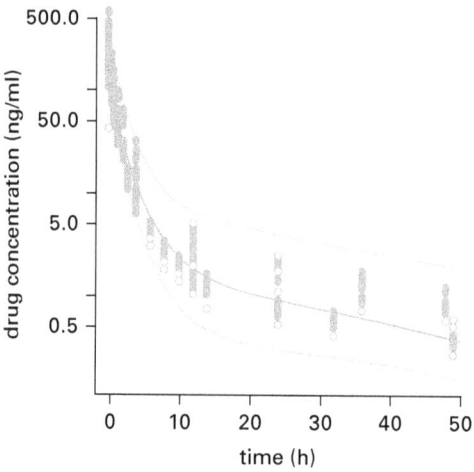

Markow-modellen

Alle regressiemodellen die tot nog toe behandeld zijn, zijn slechts valide binnen de range van geobserveerde x-waarden. Markow-modellen gaan nog een stap verder en durven zelfs predicties te doen buiten de range van observatie.

Voorbeeld 1

Bij diabetes mellitus type II zijn sulfonureum (SU-)derivaten werkzaam, maar uiteindelijk geven ze wel 'b-cell failure'. Het volgende zou een wetenschappelijke vraag kunnen zijn. Beïnvloedt de ernst van de diabetes of de potentie van het SU-preparaat de snelheid van de ontwikkeling van 'b-cel failure'?

'b-cell failure' wordt gedefinieerd als een nuchtere glucose > 7.0 mmol/l.

In een steekproef blijken na 0 jaar 0 / 500 pts 'b-cell failure' te hebben, en na 1 jaar 50 / 500. Zoals bij Cox-regressie wordt een exponentieel model aangenomen, wat bij een ingewikkeld wezen als een mens een vrij sterke aanname is.

Markow modeling redeneert als volgt:

Als na 1 jaar 90% geen failure heeft, dan kunnen we extrapoleren:
– na 2 jaar heeft 90% × 90% geen failure = 81% geen failure;
– na 3 jaar 90% × 90% × 90% = 73% geen failure;
en na 6.7 jaar kunnen we extrapoleren dat 50% van de patiënten geen failure heeft.

Voorbeeld 2

De volgende vraag luidt: Beïnvloedt de ernst van de diabetes de snelheid van de ontwikkeling van 'b-cell failure'? De volgende geobserveerde data staan ter beschikking voor het maken van predicties.

We hebben 250 patiënten met een nuchtere glucose < 10 mmol/l bij diagnose (groep 1) en 250 patiënten met een nuchtere glucose > 10 mmol/l bij diagnose (groep 2).

Na 1 jaar blijkt het volgende;

10 / 250 patiënten van groep 1 hebben 'b-cell failure' en 40 / 250 patiënten van groep 2. Het verschil is statistisch significant met $p < 0.01$.

Volgens het Markow-model kunnen we het volgende verwachten:
– In groep 1 duurt het 12 jaar voordat 50% 'b-cell failure' heeft.
– In groep 2 duurt het slechts 4 jaar.

Voorbeeld 3

De volgende vraag luidt: Beïnvloedt de potentie van het SU-derivaat de snelheid waarmee 'b-cel failure' zich ontwikkelt?
– 250 patiënten starten met amaryl (een potent SU-preparaat) (groep A).
– 250 patiënten starten met artosin (een non-potent SU-preparaat) (groep B).
Na 1 jaar blijken zich in beide groepen 25 / 250 patiënten met 'b-cell failure' te bevinden. Volgens het Markow-model luidt de conclusie: het meest potente SU-compound voorkomt 'b-cell failure' niet.

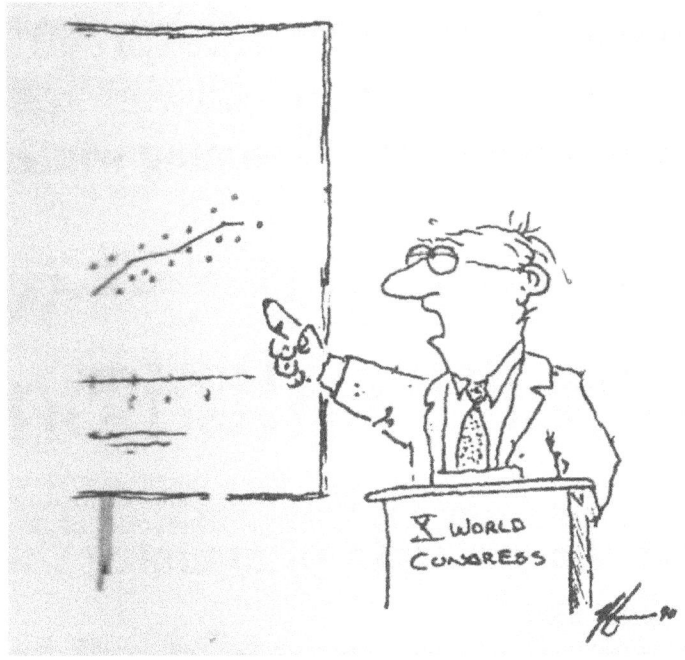

2.35 Eindconclusies bij regressiemodellen

1. 'Always air of uncertainty with regression analysis.'
2. Regressie binnen de context van klinische trials moet als exploratief, niet confirmatief beschouwd worden.
3. Regressie masseert data, en dus de realiteit.
4. Interpreteer regressieanalyses 'interessant, maar bewijs niets'!

2.36 Samenvatting

1. Efficacy en safety data maken vaak gebruik van respectievelijk continue en proportionele data.
2. 'Mean ± SEM' kan beschouwd worden als de verzameling van gemiddelden van veel trials vergelijkbaar met onze trial en wordt gebruikt om predicties te doen.
3. Gepaarde en ongepaarde t-toets zijn behandeld.
4. Het gebruik van de t-tabel om de p-waarde te berekenen is behandeld.
5. Het idee van negatieve / positieve correlatie in gepaarde vergelijkingen is behandeld.
6. Variantieanalyse (ANOVA) is geschikt om meer dan twee groepen of meer dan twee behandelingen met elkaar te vergelijken.
7. Niet-parametrische toetsen zijn veilig als je twijfelt of de data wel een Gausse-verdeling hebben: de p-waarden worden berekend met behulp van de tabellen in de appendix van dit boekje.
8. Voor de analyse van proporties is het mogelijk de z-test, de chi-kwadraattest en de odds ratio test te gebruiken, in de literatuur worden ze alle drie toegepast.
9. Lineaire regressie wordt gebruikt bij continue data voor exploratief doel, meer precisie, beoordeling confounding, en beoordeling interactie.
10. Logistische regressie wordt voor dezelfde doelen gebruikt, maar dan bij binaire data.
11. Logistische regressie wordt ook gebruikt voor de schatting van de individuele kans van een patiënt op een event, hoewel deze methode nogal onzeker is.
12. Cox-regressie wordt gebruikt voor het toetsen van Kaplan-Meier survival curves.
13. Laplace-transformaties worden gebruikt voor de beschrijving en toetsing van farmacokinetische data.
14. Markow modeling wordt gebruikt voor het doen van langetermijnpredicties met behulp van korte observaties en is erg onzeker.

3 Steekproefgrootte berekenen

Definitie statistische power

Klinische research test vaak een mogelijk verschil tussen een nieuwe behandeling en een standaardbehandeling. *Statistische Power* wordt daarbij gedefinieerd als de kans om een verschil te vinden waar er ook werkelijk een is. Dit is een zeer relevante vraag en vormt misschien wel 'thé underlying hypothesis' van de meeste research.

Statistische power, oftewel statistische bewijskracht, is sterk afhankelijk van de steekproefgrootte. Bij een steekproef van drie patiënten valt moeilijk een voorspelling te doen, bij een steekproef van 1000 kunnen we uitstekend voorspellen. Als de steekproefgrootte te klein is, is er geen statistisch significant resultaat te verwachten en zal de studie herhaald moeten worden met een grotere steekproef. Het berekenen van statistische power en steekproefgrootte is bij observationeel onderzoek minder gebruikelijk dan bij klinische trials, omdat patiënten niet individueel gerekruteerd worden, maar in observatie worden genomen in volgorde van binnenkomst in het ziekenhuis of op de polikliniek. Omdat er bij observationeel onderzoek in feite geen sprake is van random sampling (keuze van de behandelingsmodaliteit berust op loting), moeten de analyses voorzichtig geïnterpreteerd worden, want bijna alle statistische tests zijn gebaseerd op random data. We spreken bij observationeel onderzoek dan ook liever van exploratieve research dan van confirmatieve research. Observationeel onderzoek moet via prospectieve trials bevestigd worden, voordat de gegevens wetenschappelijk volledig worden aanvaard. Toch neemt ook bij observationele research de vraag naar de berekening van power en vereiste sample size toe.

Als voorbeeld een studie naar de relatie tussen hartfalen en chemotherapie. De onderzoekers willen weten of een bepaalde chemotherapie leidt tot hartfalen en besluiten daarvoor een patiëntenserie te vervolgen. De vraag is: als tevoren 10% hartfalen heeft en 20% heeft het na de behandeling, hoeveel patiënten moeten dan in de patiëntenserie worden opgenomen om een significante stijging te zien. Als een statistische power van 90% gewenst is, zullen dit minimaal 110 patiënten moeten zijn.

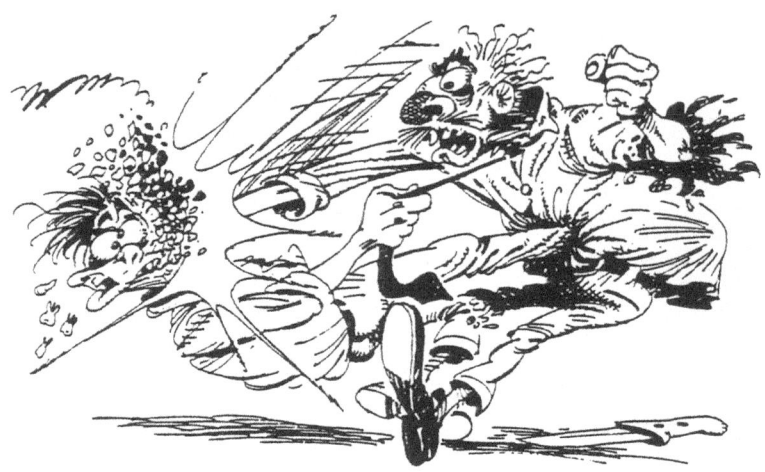

De tekening hiervoor toont een type power dat verschilt van statistische power, maar er is ook enige overeenkomst. Naarmate een studie groter is, is er meer statistische power, ook wel statistische bewijskracht genoemd. Veel power is een grote kans om een verschil te vinden waar een verschil is. Grote trials hebben dus veel power.

Andere, in de voorgaande hoofdstukken behandelde, kansen luiden:
– kans geen verschil te vinden waar er een is (type-II-fout);
– kans een verschil te vinden waar er geen is (type-I-fout).

Wat is nou precies power oftewel statistische bewijskracht?

We moeten terug naar de basisbegrippen waarmee we in het vorige hoofdstuk begonnen zijn. Belangrijke hypothesen zijn:
1 o-hypothese (H0): geen verschil o effect, je nieuwe behandeling doet niets;
2 hypothese 1 (H1): wel verschil o effect, je nieuwe behandeling doet wel wat.

In het vorige hoofdstuk hebben we ons geconcentreerd op de H0. We zullen ons nu concentreren op hypothese 1, ook wel de alternatieve hypothese genoemd.

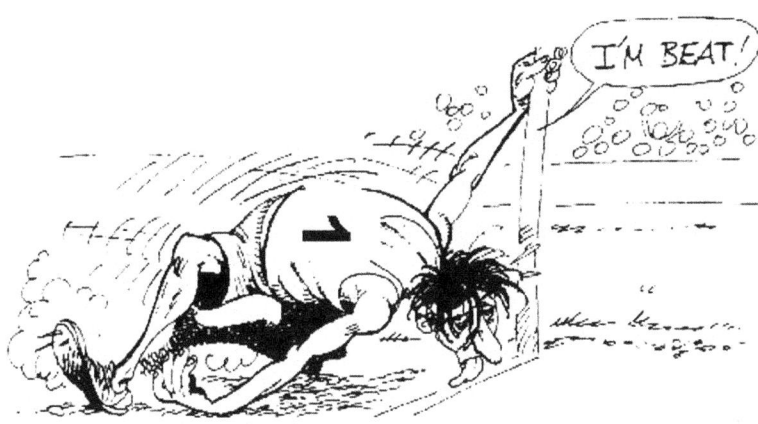

In de figuur hierna zien we twee Gausse-curves afgebeeld:
 H1 = grafiek gebaseerd op data van onze trial;
 H0 = dezelfde grafiek met gemiddelde 0;
 H1 = ook samenvatting gemiddelden van veel trials vergelijkbaar met het gemiddelde van onze trial;
 H0 = samenvatting gemiddelden van veel trials vergelijkbaar met het gemiddelde van onze trial, maar met overall effect van 0.

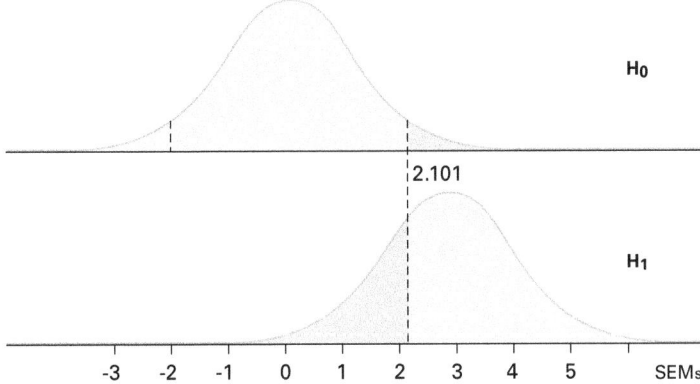

Als H0 waar is, dan is het gemiddelde van onze trial een onderdeel van H0.
 Als H1 waar is, dan is het gemiddelde van onze trial een onderdeel van H1.
 Ons gemiddelde resultaat van 2.9 SEMs ligt op grote afstand van 0. Veronderstel nu dat het toch behoort bij H0.
 Slechts 5% van de H0-trials liggen op meer dan 2.1 SEMs (standard errors of the
 mean) afstand van 0, want de area under the curve (AUC) rechts van 2.1 is maar 5% van de totale AUC van de curve van H0.
 De kans dat ons resultaat behoort tot H0 is dus 5% of minder en we hebben afgesproken dat we een kans < 5% verwerpen. Dus luidt de conclusie dat ons resultaat niet bij H0 hoort.

Als ons resultaat niet bij Ho hoort, hoort het dan wel bij H1? Dat is niet vanzelfsprekend waar. Veronderstel dat ons resultaat bij H1 behoort. Dan moeten we wel bedenken dat zo'n 30% van de H1-trials op minder dan 2.1 SEMs afstand van 0 ligt, overeenkomend met het gearceerde linker deel van de H1-curve. Deze 30% kan Ho niet verwerpen. Als H1 waar is, hebben we zo'n 30% kans bij een volgende trial om in dit 30%-gebied terecht te komen, een gebied waar we ten onrechte zullen concluderen dat ons resultaat niet significant verschilt van een resultaat van 0. De area under the curve (AUC) van H1 rechts van 2.1 SEMs (= 70% van de totale AUC) kan dan wel de nulhypothese verwerpen.

Wat is de conclusie van deze overwegingen? Als Ho waar is, dan hebben we < 5% kans om dit te vinden, dus wordt Ho verworpen. Als H1 waar is, dan hebben we zo'n 70% kans om dit vast te stellen. De eerste kans komt overeen met de significantiewaarde, de tweede wordt de power waarde genoemd. Voorgaande studie heeft dus een p-waarde < 0.05 en een powerwaarde van ongeveer 70%.

Kleine woordjes hebben soms een grote betekenis voor de mensheid. Een voorbeeld daarvan wordt gegeven in de volgende tekening waar een man met kleine woordjes een vrouw probeert te versieren. Probeer ook in de statistiek de kleine woordjes te onthouden.

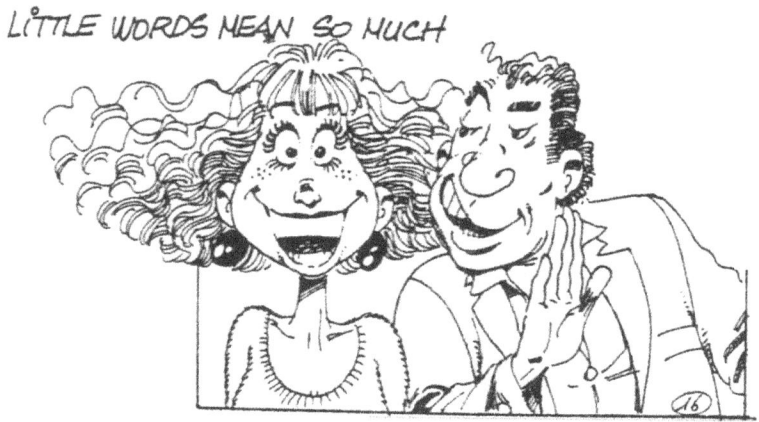

Alfa= de kleine AUC rechts van 2.1 SEMs.
  Alfa= de level van rejectie van de nulhypothese Ho.
  Bèta= de AUC links van 2.1 SEMs (bij een steekproef met continue data van ongeveer n = 20).
  Bèta= de kans om geen verschil te vinden waar er wel een is.
  Bèta= de type-II-fout.
  1– bèta =de kans om een verschil te vinden waar er echt een is.
  1 – bèta= de statistical power van een trial.

Dus nogmaals:
  Alfa = de kans om een verschil te vinden waar er géén is.

Bèta = de kans om géén verschil te vinden waar er wel een is.
1 – bèta = de kans om een verschil te vinden waar er écht een is = *statistical power*.

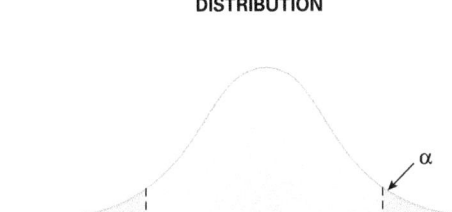

Als het gemiddelde resultaat van de trial uit de figuur hiervoor groter wordt, blijft alfa 5%, maar wordt de AUC van 1 – bèta groter, dus krijgen we meer power.

Als het gemiddelde resultaat van de trial kleiner wordt, blijft de alfa weer 5%, maar wordt de AUC van 1 – bèta kleiner, dus krijgt de trial minder power.

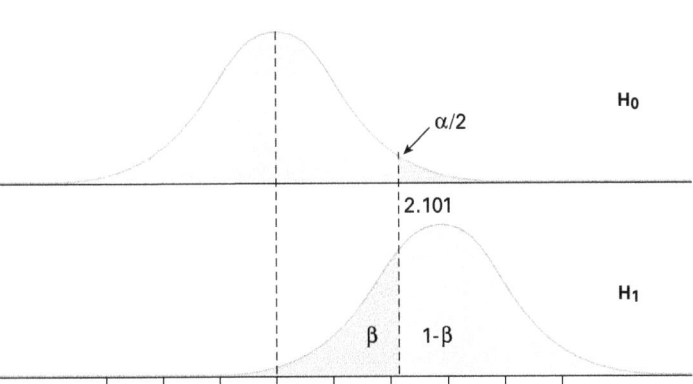

Hiervoor wordt een voorbeeld gegeven van een studie met gebrek aan power. Er wordt nu tweezijdig getoetst (α wordt α/2), zie voor uitleg hierna. Een gemiddeld resultaat van 2.1 SEMs afstand van 0 betekent dat de AUC rechts van het resultaat precies 5% is van de totale AUC. We kunnen de nulhypothese van geen effect verwerpen, slechts 1 – bèta bestrijkt maar 50% van de totale AUC van alternatieve hypothese H1. Dat betekent dat de statistische power van dit resultaat maar 50% is en dat er 50% kans op een type-II-fout is. We kunnen dit interpreteren als 50% kans om bij een volgende soortgelijke trial geen significant effect te meten. Een power van 50% wordt tegenwoordig vaak als onacceptabel voor betrouwbaar onderzoek beschouwd.

Hoe berekenen we power?

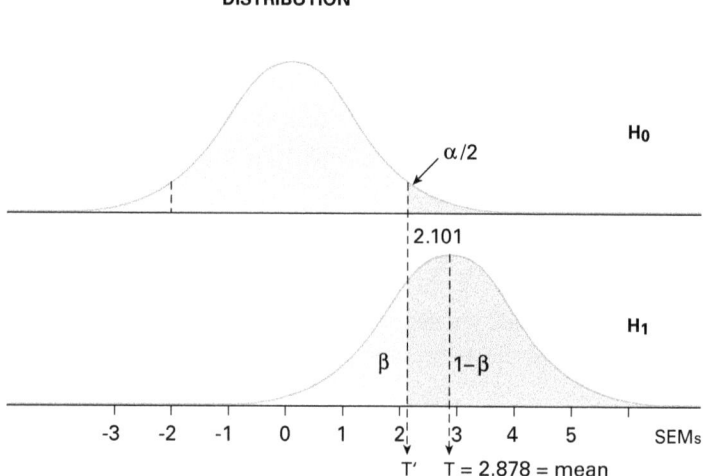

In voorgaande figuur staat de gearceerde AUC van H1 gelijk aan de power. Er zijn drie manieren om de power te berekenen:
1 schatten uit de voorgaande figuur;
2 extrapoleren uit de t-tabel;
3 met behulp van een computer die ook volgens methode 2 hiervoor werkt.

Het is nuttig om je methode 2 eigen te maken. We zullen laten zien hoe dat gaat. Het gemiddelde resultaat van de trial hiervoor bevindt zich op 2.878 SEMs afstand van 0. De afstand van 0 is in feite de t-waarde van de trial. Men vindt bèta door $t - t^1$ af te trekken, waarbij t^1 de t-waarde is die een AUC van 5% oplevert. De t-waarde is enigszins afhankelijk van de steekproefgrootte, maar hier werd een t-waarde van 2.101 gevonden. Dus wordt $t - t^1 = 2.878 - 2.101 = 0.777$. De t-tabel geeft vervolgens de power.

v	Q = 0.4	0.25	0.1	0.05	0.025	0.01	0.005	0.001
	2Q = 0.8	0.5	0.2	0.1	0.05	0.02	0.01	0.002
1	0.325	1.000	3.078	6.314	12.706	31.821	63.657	318.31
2	.289	0.816	1.886	2.920	4.303	6.965	9.925	22.326
3	.277	.765	1.638	2.353	3.182	4.547	5.841	10.213
4	.171	.741	1.533	2.132	2.776	3.747	4.604	7.173
5	0.267	0.727	1.476	2.015	2.571	3.365	4.032	5.893
6	.265	.718	1.440	1.943	2.447	3.143	3.707	5.208
7	.263	.711	1.415	1.895	2.365	2.998	3.499	4.785
8	.262	.706	1.397	1.860	2.306	2.896	3.355	4.501
9	.261	.703	1.383	1.833	2.262	2.821	3.250	4.297
10	0.261	0.700	1.372	1.812	2.228	2.764	3.169	4.144
11	.269	.697	1.363	1.796	2.201	2.718	3.106	4.025
12	.269	.695	1.356	1.782	2.179	2.681	3.055	3.930
13	.259	.694	1.350	1.771	2.160	2.650	3.012	3.852
14	.258	.692	1.345	1.761	2.145	2.624	2.977	3.787
15	0.258	0.691	1.341	1.753	2.131	2.602	2.947	3.733
16	.258	.690	1.337	1.746	2.120	2.583	2.921	3.686
17	.257	.689	1.333	1.740	2.110	2.567	2.898	3.646
18	.257	688	1.330	1.734	2.101	2.552	2.878	3.610
19	.257	.688	1.328	1.729	2.093	2.539	2.861	3.579
20	0.257	0.687	1.325	1.725	2.086	2.528	2.845	3.552
21	.257	.686	1.323	1.721	2.080	2.518	2.831	3.527
22	.256	.686	1.321	1.717	2.074	2.508	2.819	3.505
23	.256	.685	1.319	1.714	2.069	2.600	2.807	3.485
24	.256	.685	1.318	1.711	2.064	2.492	2.797	3.467
25	0.256	0.684	1,316	1.708	2.060	2.485	2.787	3.450
26	.256	.654	1,315	1.706	2.056	2.479	2.779	3.435
27	.256	.684	1,314	1.701	2.052	2.473	2.771	3.421
28	.256	.683	1,313	1.701	2.048	2.467	2.763	3.408
29	.256	.683	1.311	1.699	2.045	2.462	2.756	3.396
30	0.256	0.683	1.310	1.697	2.042	2.457	2.750	3.385
40	.255	.681	1.303	1.684	2.021	2.423	2.704	3.307
60	.254	.679	1.296	1.671	2.000	2.390	2.660	3.232
120	.254	.677	1.289	1.658	1.950	2.358	2.617	3.160
∞	.253	.674	1.282	1.645	1.960	2.326	2.576	3.090

Hier zie je de t-tabel met t-waarden = resultaten van trials in SEMs afstand tot 0. Bijvoorbeeld, bij een t-waarde van 2.1 en 20 patiënten (twee groepen met 10 patiënten in elke groep, en dus 2 × 10 − 2 = 18 vrijheidsgraden) bedraagt de AUC rechts van 2.101 ongeveer 5% (0.05) als je tenminste tweezijdig toetst. Bij tweezijdig toetsen wordt tegelijk het rechter en linker uiteinde van de totale AUC opgeteld.

Nu de power analyse. Een t-waarde van 2.878 en t^1 van circa 2.1 betekent dat $t - t^1 = 0.777$. Dit getal is groter dan 0.68. De AUC rechts van 0.68 is < 0.25 (< 25%). Dit is de bètawaarde die altijd eenzijdig getoetst wordt. 1 − bèta = power is dus > 100% − 25% , oftewel > 75%.

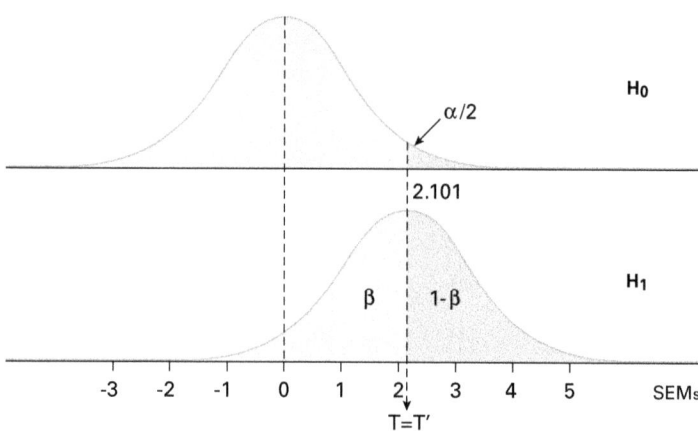

We geven nog een voorbeeld, nu aan de hand van de figuur hiervoor.

Het gemiddelde resultaat van een studie is 2.1 SEMs van 0. De t-waarde = 2.1.

Men vindt bèta via t- t^1 waarbij t^1 de t-waarde is van de 5%. AUC 5% = 2.101. $t - t^1$ = dus 0.0. Gebruik weer de t-tabel om 1 − bèta te vinden. De t-tabel geeft geen 0.0 waarde, maar wel 0.257 met een AUC 0.4. Een beetje links van 0.40 bevindt zich 0.50. Hier is dus bèta (eenzijdig) dicht bij 50%. 1 − bèta = power = 1 − 0.50 = circa 0.50 = circa 50%. Een power van 50% is nogal onbetrouwbaar zoals in een vorige paragraaf uitgelegd is.

v	Q = 0.4	0.25	0.1	0.05	0.025	0.01	0.005	0.001
	2Q = 0.8	0.5	0.2	0.1	0.05	0.02	0.01	0.002
1	0.325	1.000	3.078	6.314	12.706	31.821	63.657	318.31
2	.289	0.816	1.886	2.920	4.303	6.965	9.925	22.326
3	.277	.765	1.638	2.353	3.182	4.547	5.841	10.213
4	.171	.741	1.533	2.132	2.776	3.747	4.604	7.173
5	0.267	0.727	1.476	2.015	2.571	3.365	4.032	5.893
6	.265	.718	1.440	1.943	2.447	3.143	3.707	5.208
7	.263	.711	1.415	1.895	2.365	2.998	3.499	4.785
8	.262	.706	1.397	1.860	2.306	2.896	3.355	4.501
9	.261	.703	1.383	1.833	2.262	2.821	3.250	4.297
10	0.261	0.700	1.372	1.812	2.228	2.764	3.169	4.144
11	.269	.697	1.363	1.796	2.201	2.718	3.106	4.025
12	.269	.695	1.356	1.782	2.179	2.681	3.055	3.930
13	.259	.694	1.350	1.771	2.160	2.650	3.012	3.852
14	.258	.692	1.345	1.761	2.145	2.624	2.977	3.787
15	0.258	0.691	1.341	1.753	2.131	2.602	2.947	3.733
16	.258	.690	1.337	1.746	2.120	2.583	2.921	3.686
17	.257	.689	1.333	1.740	2.110	2.567	2.898	3.646
18	.257	688	1.330	1.734	2.101	2.552	2.878	3.610
19	.257	.688	1.328	1.729	2.093	2.539	2.861	3.579
20	0.257	0.687	1.325	1.725	2.086	2.528	2.845	3.552
21	.257	.686	1.323	1.721	2.080	2.518	2.831	3.527
22	.256	.686	1.321	1.717	2.074	2.508	2.819	3.505
23	.256	.685	1.319	1.714	2.069	2.600	2.807	3.485
24	.256	.685	1.318	1.711	2.064	2.492	2.797	3.467
25	0.256	0.684	1,316	1.708	2.060	2.485	2.787	3.450
26	.256	.654	1,315	1.706	2.056	2.479	2.779	3.435
27	.256	.684	1,314	1.701	2.052	2.473	2.771	3.421
28	.256	.683	1,313	1.701	2.048	2.467	2.763	3.408
29	.256	.683	1.311	1.699	2.045	2.462	2.756	3.396
30	0.256	0.683	1.310	1.697	2.042	2.457	2.750	3.385
40	.255	.681	1.303	1.684	2.021	2.423	2.704	3.307
60	.254	.679	1.296	1.671	2.000	2.390	2.660	3.232
120	.254	.677	1.289	1.658	1.950	2.358	2.617	3.160
∞	.253	.674	1.282	1.645	1.960	2.326	2.576	3.090

We hebben hier gebruikgemaakt van de formule (prob = probability):
power = $1 - \text{prob}(z > t - t^1)$
t = de t-waarde van de data
t^1 = de t-waarde die een AUC van 5% oplevert

z = een interval op de z-as (in wiskunde x-as genoemd)
prob = de AUC tussen t en t¹

Voor proporties is er een andere powerformule:

z-power = 2 (arcsine $\sqrt{p_1}$ − arcsine $\sqrt{p_2}$) $\sqrt{n/2}$ − z_1
p = proportie; arcsine = 1/ sinus in radialen; z_1 = 1.96 als alfa = 0.05.

Voor equivalence testing weer een andere:

power = 1 − prob z < D/SEM − $z_{(1 - alfa)}$

Zoals te zien is bevatten al deze formules z-waarden. Wat betekenen de z-waarden? Z-waarden zijn plaatsen op de z-as, de x-as bij de Gausse-curves. We komen hierop in paragraaf 3.5 op terug.

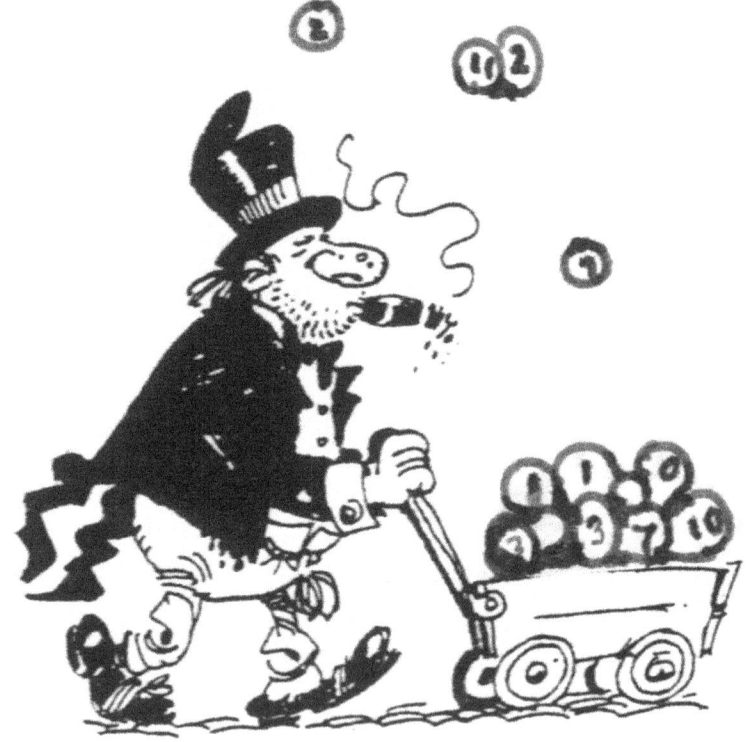

Hoeveel waarnemingen voor representatieve steekproef?

Vroeger was de praktijk meestal als hiervoor in de tekening uitgebeeld wordt: 'Just pulling the sample size out of your hat.' Deze praktijk gaf echter veelvuldig
- ethische problemen (te veel patiënten kregen een potentieel inferieure behandeling);

- wetenschappelijke problemen (negatieve studies moesten herhaald worden);
- financiële problemen (extra kosten bij te grote of te kleine studies).

We zeggen nu dan ook: een essentieel onderdeel bij het plannen van een studie is de vraag hoeveel mensen moeten worden bestudeerd om aan het doel te beantwoorden.

Een eenvoudige methode voor de berekening van de verwachte steekproefgrootte gaat als volgt. Het gemiddelde resultaat van je studie moet > circa 2 SEMs zijn, wil je resultaat statistisch significant zijn.

veronderstel	gemiddeld resultaat	= 2 SEM
dan	gemiddelde / SEM	= 2
dan	gemiddelde/ SD / √n	= 2 (SD = standaarddeviatie)
dan	√n = 2. SD / gemiddelde	
dan	n = 4. (SD / gemiddelde)²	

Met bijvoorbeeld een gemiddeld resultaat van 10 en een SD van 20, heb je een sample size nodig van n = 4 (20/10)² = 4.4 = 16

De p-waarde is dan wel maar 0.05, en de power maar 50%.

Meer nauwkeurige methode: power index methode

De statistische power (1) van een trial wordt bepaald door drie variabelen:
2 het gemiddelde resultaat;
3 de spreiding in data uitgedrukt als SD of SEM;
4 de steekproefgrootte (sample size).

(4) kunnen we berekenen, als we de andere drie variabelen kennen. De relatie tussen (4) en de andere drie kan worden uitgedrukt in formules waarin

$(z_\alpha + z_\beta)^2$ = power index

een centrale rol speelt. De formule voor continue getallen is bijvoorbeeld de volgende

$n = (SD/gemiddelde)^2 (z_\alpha + z_\beta)^2$

Als de power index voor Ho-test = $(z_\alpha + z_\beta)^2$, hoe groot is die power index dan?

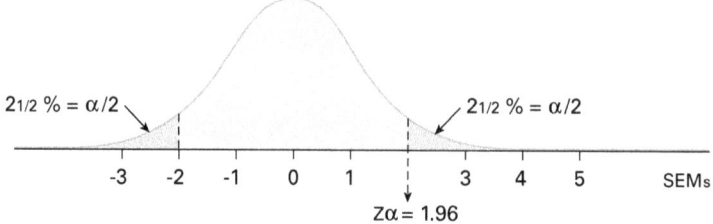

De berekening van de grootte van de power index wordt nu uitgelegd, gebruikmakend van bovenstaande figuur. Wat betekent $(z_\alpha + z_\beta)^2$ precies? z_α betekent een 'plaats' op z-as. Welke plaats? Als alfa is gedefinieerd als 5%, wat eigenlijk betekent 2 × 2½%, dan bevindt zich rechts van die plaats op z-as 5% van de AUC of liever 2 × 2½%. Dus moet die plaats zich op 1.96 SEMs van 0 bevinden of een beetje meer bij een t-verdeling met kleine steekproeven. De z_α-waarde is circa 2.

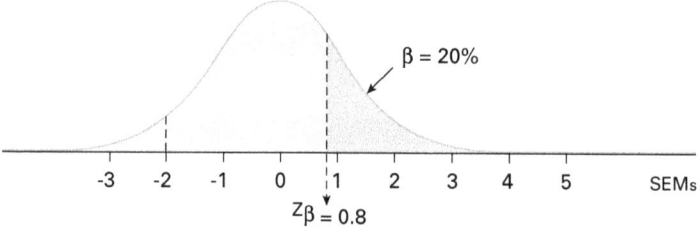

Wat betekent z_β precies (zie figuur hiervoor)? Als bèta wordt gedefinieerd als 20%, waar is dan de plaats van z_β op de z-as? Rechts van die plaats bevindt zich een AUC = 20% van de totale AUC. Die plaats bevindt zich dus op circa 0.8 SEMs van 0. Dus $z_\beta = 0.8$.

Nu kunnen we dus de power index $(z_\alpha + z_\beta)^2$ berekenen.

z_α = circa 2.0
z_β = circa 0.8
power index = $(z_\alpha + z_\beta)^2 = 2.8^2 = 7.8$

Formule voor continue getallen

$n = (SD/\text{gemiddelde})^2 (z_\alpha + z_\beta)^2$

Gebruiken we hetzelfde voorbeeld als bij de eerste steekproefformule en stellen we $\alpha = 5\%$ en power $= 1 - \beta = 80\%$, dan kan de vereiste steekproefomvang als volgt berekend worden.

$N = 7.8 \text{ (SD/gemiddelde)}^2$.

Bij een SD van 20 en een verwacht gemiddeld resultaat van 10 hebben we een steekproef nodig van $7.8 (20/10)^2 = 32$.

Voor de bepaling van de steekproefgrootte van parallelgroepstudies maken we gebruik van de gepoolde standaarddeviatie (SD).

$$\text{gepoolde SD} = \sqrt{(SD_1^2 + SD_2^2)}$$

De vergelijking luidt als volgt:

$n = \text{(gepoolde SD/gemiddeld verschil tussen de twee groepen)}^2 (z_\alpha + z_\beta)^2$

Bijvoorbeeld, bij een gemiddeld verschil van 10 en een gepoolde SD van 30 hebben we

$n = (30/10)^2 (z_\alpha + z_\beta)^2 = 9 \times 7.8 = 71$ patiënten nodig per groep.

Voor data met proporties (p = proportie) kunnen we in wezen dezelfde formule gebruiken waarbij de SD van een proportie gelijkstaat aan $p(1-p)$. De formule is als volgt:

$n = \text{(gepoolde SD / verschil in proporties) (power index)}$

$$n = \frac{[p_1(1-p_1) + p_2(1-p_2)]}{(p_1 - p_2)^2} \cdot (z_\alpha + z_\beta)^2$$

Voorbeeld: stel dat $p_1 = 0.5$ en $p_2 = 0.6$, dan wordt de steekproefgrootte als volgt:

$$n = \frac{0.5(1-0.5) + 0.6(1-0.6)}{(0.5 - 0.6)^2} \cdot 7.8 = 384 \text{ / groep}$$

Equivalence studies beoordelen of een behandeling gelijkwaardig is aan een andere behandeling. De formule voor steekproefgrootte voor equivalence testing staat hierna.

$n = 2 \text{ (between subject variance)} (z_{1-\frac{1}{2}\alpha} + z_{1-\frac{1}{2}\beta})^2 / D^2$

(D = kleinste verschil klinisch nog relevant). De power index van equivalence testing is dus

$(z_{1-\frac{1}{2}\alpha} + z_{1-\frac{1}{2}\beta})^2$

3.6 Non-inferiority testen

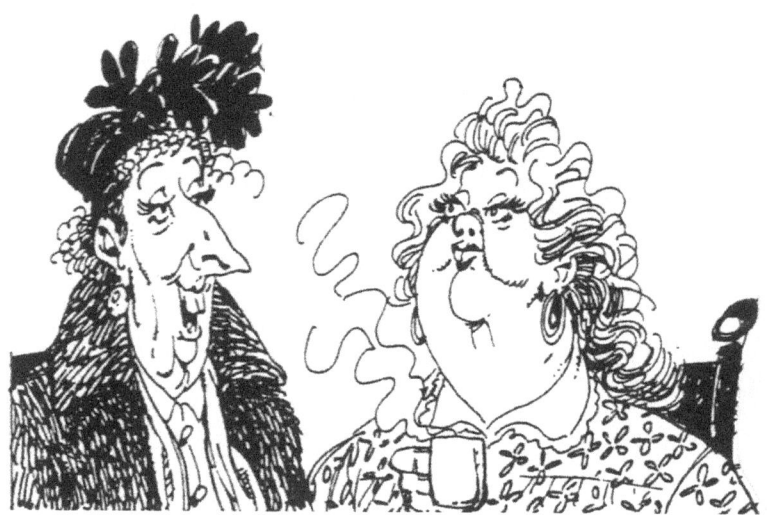

Tot slot iets heel nuttigs en heel eenvoudigs. Wie niet kan bewijzen of een nieuw product superieur is, is misschien net als de dames hiervoor erin geïnteresseerd om aan te tonen of iets inferieur is. We doelen hiermee op inferiority toetsen, ook wel genoemd de kans toetsen op type-III-fout. We hebben de type-I-fout = alfa = kans verschil waar er geen verschil is, en de type-II-fout = bèta = kans geen verschil waar er wel een verschil is, al in het voorgaande besproken. Toetsen van een type-III-fout is vooral van belang bij studies waar je een nieuwe medicatie onderzoekt waarvan je verwacht dat hij niet significant beter is dan een controlemedicatie, maar die wellicht wel een betere farmacokinetiek of gemakkelijker doseerschema heeft. Zo'n medicament hoeft niet per se beter te zijn dan het controlemiddel, als het maar niet significant slechter is dan het controlemiddel. Bij dit soort voorbeelden wordt non-inferiority testing plotseling hoogst relevant.

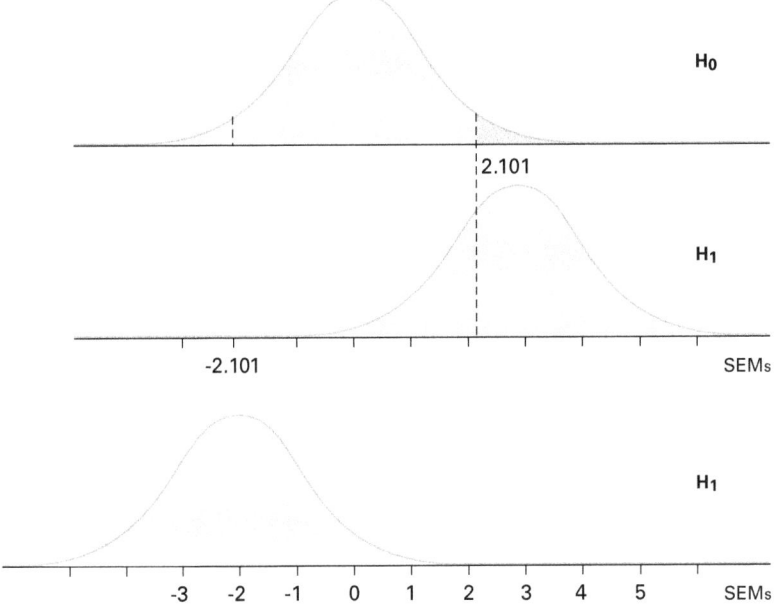

Het voorgaande voorbeeld geeft een studie met een gemiddeld resultaat van 1 SEM te zien aan het gemiddelde van H_1. Dit resultaat is niet goed genoeg om de nulhypothese te verwerpen en is dus een negatief studieresultaat. Kan deze trial wel de kans op een type-III-fout verwerpen? De benadering is heel eenvoudig. We kiezen een nieuwe H_0 op −2 SEMs afstand van 0 (H^1_0). Ons studieresultaat is op 3 SEMs afstand van het midden van deze nieuwe H_0 (= H^1_0).

3 SEMs betekent dat er een hoogsignificant verschil bestaat tussen ons resultaat en H^1_0 meet een p-waarde van < 0.001. Dus, hoewel ons resultaat niet significant beter is dan een resultaat van 0, is het wel significant beter dan 'significant slechter'. Dus we kunnen de hypothese van significant slechter verwerpen. De nieuwe behandeling is niet significant slechter dan de controlebehandeling.

Conclusies

1 Als de hypothese in een onderzoek luidt 'het zoeken van een echt verschil in data', dan is power analyse een betere approach dan het toetsen op een statistisch significant effect.
2 Een power van > 80% wordt aanbevolen.
3 Power wordt gedefinieerd als de kans om een verschil te vinden waar er ook echt een verschil is.
4 Ondanks het speculatieve karakter van het schatten van een sample size, is het niet acceptabel om het niet te doen.

5 De type-III-fout betekent het aantonen of 'een nieuwe behandeling' slechter is dan de controlebehandeling.

Belangrijke formules zijn de volgende:
1 Power = $1 - \text{prob}(z < t - t^1)$.
2 Power index voor berekening sample size $(z_\alpha + z_\beta)^2 = 7.8$.
3 Required sample size = $(SD/mean)^2 \cdot (z_\alpha + z_\beta)^2$.

Oefenvoorbeelden

Wat is power van onderstaande studie?
– studieresultaat 3.6 SEMs;
– alfa = 5%;
– N = 20.

Wat is required sample size van een studie met een te verwachten gemiddeld resultaat 5, SD 15 en die een P-waarde van minstens P = 0.05 moet produceren?

a 16;
b 36;
c 64;
d 100.

Wat is required sample size van een studie met een te verwachten gemiddeld resultaat 5, SD 15 en, die P-waarde van minstens P = 0.05 en een power van minstens 80% moet hebben (power index 7.8)?

a 140;
b 70;
c 280;
d 420.

4 Het opzetten van diagnostisch onderzoek

Inleiding

Of het nu om een laboratoriumtest gaat of een functiebelastingstest, er is geen medisch-wetenschappelijk onderzoek mogelijk zonder accurate en reproduceerbare diagnostische tests. Zo beschouwd kun je stellen dat niet de klinische trials zelf, maar de diagnostische tests het hart van medisch-wetenschappelijk onderzoek zijn, tegenwoordig ook wel evidence-based medicine genoemd.

De STARD (standards for reporting diagnostic accuracy) werkgroep heeft in 2003 kwaliteitscriteria voor diagnostische tests gepubliceerd. Diagnostische tests moeten zijn:
– valide;
– reproduceerbaar;
– precies.

Trials die een nieuwe behandeling uittesten, ook wel interventietrials genoemd,
– worden vaak goed betaald (door industrie);
– worden vaak hoog gepubliceerd;
– bieden vaak een uitstekend carrièreperspectief.

Evaluatieonderzoek van diagnostische tests, daarentegen,
– wordt vaak slecht betaald,
– wordt vaak laag gepubliceerd,
– biedt een vrij beroerd carrièreperspectief,
– en, post aut propter, wordt vaak slordig uitgevoerd.

Toch is interventieonderzoek onmogelijk zonder goede diagnostische criteria.
  Dit hoofdstuk behandelt behalve diagnostische tests ook enkele belangrijke en tot nog toe niet behandelde begrippen bij het toetsen van experimentele data, zoals het begrip variatie, multipel testen en 'multiple compa-

risons', de problemen met de type-I-fout, interimanalyses, 'randomness' en datamanipulatie.

Statistiek is geen bloodless algebra

Biologische processen zitten vol variaties. Statistiek kan dus geen zekerheden geven, alleen kansen. De soorten kansen worden meestal bestudeerd. De kans dat bepaalde hypothesen waar of onwaar zijn. Het menselijk brein heeft er een handje van om voortdurend hypothesen te doen. Vaak bleken de hypothesen in het verleden onwaar te zijn, zodat we anno 2008 van mening zijn dat de medische hypothesen moeten worden getoetst met harde data. Dat betekent statistiek en bij statistiek worden de meeste clinici erg nerveus. Zij geven hun data maar al te graag aan een statisticus die vervolgens met SAS of SPSS statistical software zoekt of er nog statistische significanties te vinden zijn. Toetsen zonder primaire hypothese is zeer slecht en wordt ook wel 'data dredging' oftewel data baggeren genoemd en is de oorzaak van vele foutieve interpretaties in de medische research. Statistiek kan gelukkig veel meer dan irrelevante p-waarden produceren.

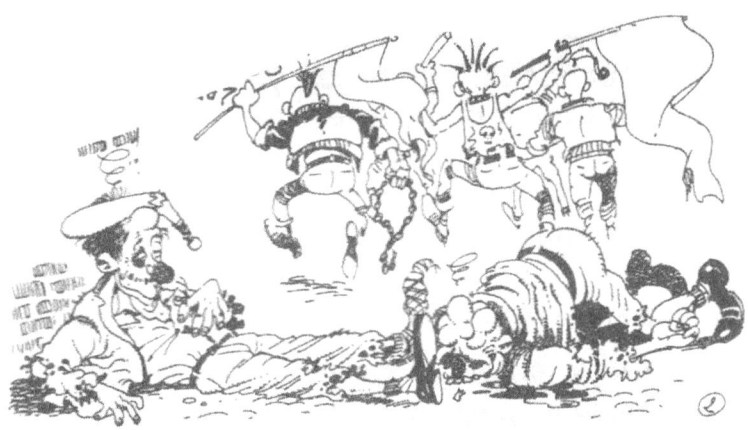

Statistiek is eigenlijk veeleer bedoeld om primaire hypothesen te bevestigen. Het is een discipline die zich bevindt op de grens van de biologie en de wiskunde, oftewel wiskunde wordt gebruikt om biologische vragen te beantwoorden.

Als je statistiek bedrijft, beperk dan je statistische analyse tot de primaire hypothese. Het probleem van multipele tests is vergelijkbaar met dat van gokken. Als je twintigmaal gokt met iedere keer een kans van 5% op succes, dan vergroot je je kans op succes gigantisch. Na het gokspel heb je $(1 - 0.05) \cdot 20 = (0.95) \cdot 20 = 0.36 = 36\%$ kans op een prijs. Deze prijs wordt niet veroorzaakt door een echt effect, bijvoorbeeld dat je een betere gokker bent dan je tegenstanders. Nee, het is zuiver het gevolg van toevalstreffers. In termen van medisch onderzoek: statistisch significante tests bij multipel testen bewijzen niets.

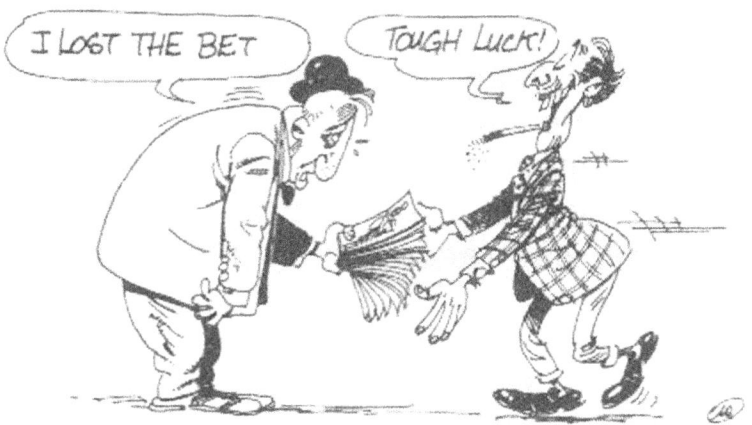

Het advies luidt verder om eenvoudige tests te gebruiken. Vertrouw niet een analyse die je primaire hypothese niet bevestigt. Univariante analyses zijn adequaat voor klinische trials. Randomisatie corrigeert op multipele variabelen.

Ingewikkelde multivariabele procedures horen hier niet thuis. Het betekent meestal power verlies, en data dredging. De kans op het maken van een type-I-fout oftewel de kans om een verschil te vinden waar geen echt verschil bestaat neemt toe.

Statistiek bevestigt je primaire hypothese en dat hoort ook zo, want je wetenschappelijke hypothese was gebaseerd op goede wetenschappelijk onderbouwde argumenten. Als je hypothese niet bevestigd wordt in je klinische trial, dan moet je je in de eerste plaats afvragen waarom dit gebeurd is. Wellicht berust je negatieve resultaat op imperfecties in het 'design' of de uitvoering van je studie. Secundaire analyses bewijzen niks, maar zijn wel 'fun'. We noemen secundaire analyses exploratieve research.

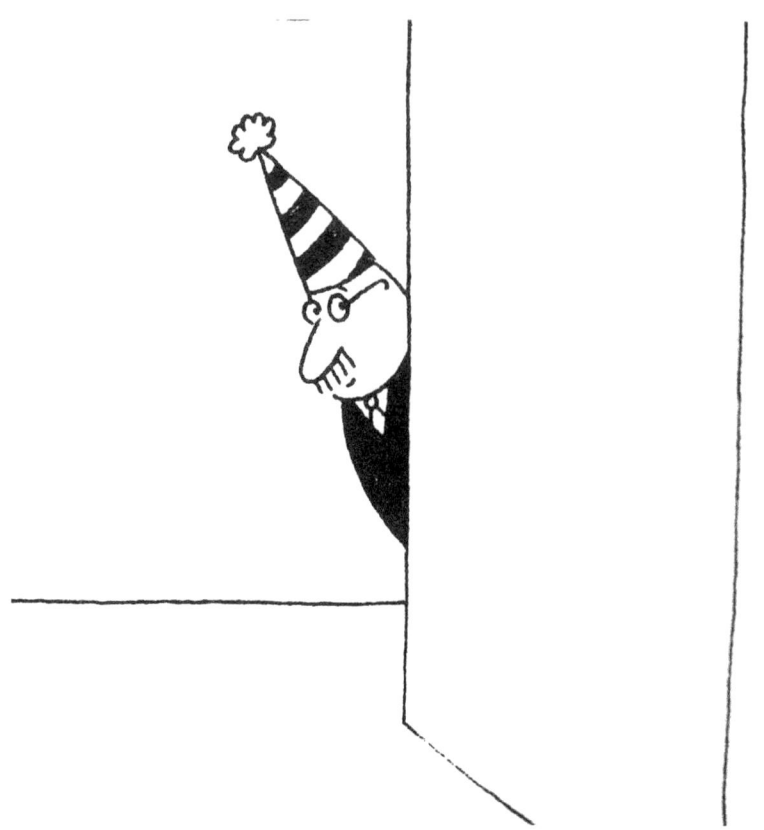

Statistische principes verbeteren kwaliteit van trial

De volgende statistische principes zijn essentieel.
- Zorg dat je proefpersonen identiek zijn,
- Geef de nadruk aan power (kans op verschil waar een verschil is, hoofdstuk 3),
- Zoek met secundaire analyse waarom een middel een effect heeft,
- Kijk goed uit voor type-I-, -II-, -III-fouten.
- Kijk goed uit voor selectiebias, want dat maakt je studie niet representatief,
- Weeg 'efficacy' en 'safety' van de nieuwe behandeling tegen elkaar af.

Statistiek kan extra's opleveren. Een klinische trial is wat design betreft nogal beperkt en ongeschikt voor het beantwoorden van een heleboel vragen. Er zijn echter momenteel wetenschappelijk aanvaarde speciale methoden die gebruikt kunnen worden voor het bestuderen van speciale wetenschappelijke situaties, bijvoorbeeld:
1 multimodale therapieën;
2 historische data;
3 ongoing controle van efficacy data;
4 efficacy onderzoek voordat toxiciteit van een nieuw middel bekend is;

5 equivalence testing;
6 multiple testing;
7 vergelijken van behandelingsgroepen met ongelijke patiëntkarakteristieken.

Speciale methoden voor de bestudering van voorgaande situaties zijn de volgende:
1 factorial design;
2 historical controls design;
3 interim analysis design;
4 sequential design for continuous monitoring;
5 therapeutic equivalence design;
6 multiple crossover-periods / multiple parallel-groups design;
7 multiple variable analyses.

Interimanalyses

Enkele opmerkingen over interimanalyses. Argumenten voor het doen van interimanalyses zijn de volgende:
– het ethische argument dat een middel te goed of te slecht kan zijn om de studie te voltooien;
– het financiële argument kan op dezelfde manier worden gemotiveerd als hiervoor;
– het wetenschappelijke argument dat een protocol soms geamendeerd moet worden.

Grote problemen bij interimanalyses zijn (1) het type-I-fout, en (2) het feit dat de validiteit in gevaar komt, omdat de resultaten (deels) gedeblindeerd dienen te worden. Dit brengt de objectiviteit, een kernpunt van 'scientific rigor', in gevaar. Het is daarom goed strikte regels te hanteren voor het uitvoeren van interimanalyses.
  De volgende regels worden hiervoor gehanteerd:
– één variabele;
– één interimanalyse;
– tevoren gedefinieerde 'stopping rule';
– alleen doen als er voldoende patiënten geïncludeerd zijn volgens tevoren gemaakte afspraak;
– onafhankelijke uitvoerder van de interimanalyse in verband met de eis van blindering;
– resultaten onder embargo;
– verlaag de p-waarden bij het interpreteren van de resultaten van een interimanalyse (bij één toets gebruik 5% kans om een significant verschil aan te tonen, bij twee toetsen 10% kans enz.), een algemeen advies bij interimanalyses gebruik p-waarden van minstens < 0.01 als criterium voor een significant effect.

Een zeer speciale methode voor interimanalyse is de zogeheten continuous monitoring, die in a nutshell als volgt werkt:
- Herbereken je resultaat na iedere nieuwe patiënt.
- Gebruik stopping-boundaries.
- Gebruik de methode voor vroege studies, met nog onvoldoende toxiciteitsinformatie.
- Maak gebruik van lagere p-waarden in verband met de vergrote kans op type-I-fouten bij multipel testen.

Statistiek is dus niet gelijk te stellen aan algebra, het vereist eerder een heleboel biologisch denken met een beetje wiskunde. Als voorbeeld van beide het volgende.

Een wiskundige aanpak is het gebruik van een representatieve steekproef om een significante diagnose te stellen. Biologisch blijkt vaak echter de eerste datum in een situatie van volledige onwetendheid bijvoorbeeld bij een nieuwe ziekte de meeste informatie te verschaffen. Ook een biologische maar niet wiskundige aanpak die heel gebruikelijk is in de statistiek is het toepassen van flexible alfa- en bètawaarden. Bij een niet-fatale ziekte en een nogal toxisch middel definieer je liever een kleine alfa- en bètawaarde, bij een fatale ziekte en geen alternatieve behandeling hanteer je vaker een nogal grote alfa- en bètawaarde, waarbij alfa en bèta respectievelijk gelijk zijn aan de type-I- en -II-fout. Ook een gedachte uit de biologie is een zogeheten safety factor te includeren in je 'sample size'; dat wil zeggen een vergoting van je sample size met circa 10% in verband met het te verwachten percentage patiënten met non-compliance.

Vervolgens staan we even stil bij de controversen tussen de art en science of medicine. De statistiek heeft ertoe bijgedragen dat traditionele controverses de afgelopen jaren kleiner zijn geworden. Statistiek is in staat gebleken zelfs de 'art medicine' te veranderen in de 'science of medicine'. De 'science of medicine' is gebaseerd op wetenschappelijke experimenten, terwijl de 'art medicine' gebaseerd was op vertrouwen, sympathie, en een bedreigd gevoel van de patiënt. Statistische methoden hebben getalsmatige schattingen gemaakt van psychosociale en persoonlijke factoren die moeilijk getalsmatig te schatten waren. De afgelopen decennia zijn er reproduceerbare quality of life-assessments ontwikkeld die een belangrijke bedrage zijn gaan leveren aan belangrijke aspecten van de gezondheidszorg voor de individuele patiënt. Voor veel mensen is een goede quality of life veel belangrijker dan een pijnscore of kost wat kost een maximale therapie. Hoge kwaliteit van leven is soms heel persoonlijk.

Professor Hill, de beroemde statisticus uit Londen, stelde: 'Clinicians apply statistics as a drunk uses a lamp standard, for support rather than illumination.' Deze uitspraak is bedroevend en lijkt gelukkig tegenwoordig steeds minder waar te zijn. Vele promovendi in Nederland analyseren hun data momenteel zelfs zonder hulp van een statisticus of methodoloog, maar met behulp van de gebruikersvriendelijke software van SPSS. Ook ons ziekenhuis stimuleert dit en beschikt daarom in de medische bibliotheek over stand-alone computers met SPSS en tutorialboekjes erbij.

In 1948 werd de eerste gerandomiseerde klinische trial gepubliceerd [Streptomycin-trial, *BMJ*, 1948]. Aanvankelijk waren trials vaak negatief en dat had de volgende oorzaken:
– kleine steekproeven;
– onjuiste hypothesen;
– study 'designs' gebaseerd op foutieve eerdere data.

Ook biases, soms systematische fouten genoemd die niemand in de gaten heeft, werden in toenemende mate erkend en vervolgens gecorrigeerd:
– interactie;
– tijdseffecten;
– negatieve correlaties;
– asymmetrie in behandelingsgroepen

Tegenwoordig zijn de gerandomiseerde klinsche trials zelden nog negatief, maar veeleer 'confirmational'. Ze bevestigen waarvan we al een sterk vermoeden hadden.

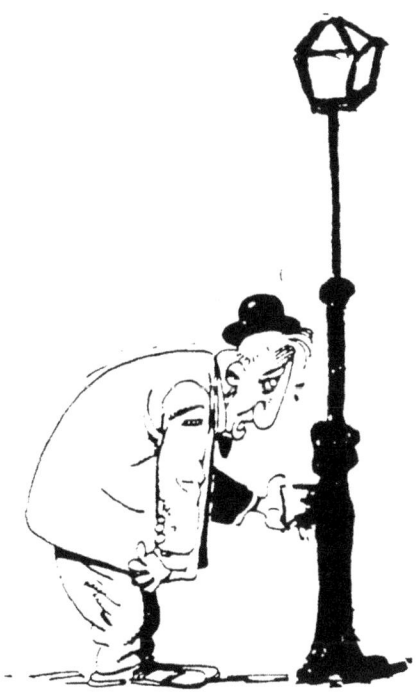

4.5 Statistiek helpt beperkingen research te begrijpen

De medische literatuur wordt momenteel overladen met mortaliteitstrials die vrijwel steeds een 15 tot 30% relatieve risicoreductie in mortaliteit door nieuwere behandelingen laten zien. Mortaliteit mag dan wel een belangrijk eindpunt in de medische research zijn, toch moeten we bedenken dat een relatieve risicoreductie in mortaliteit van 30% in absolute termen overeenkomt met een risicoreductie van slechts 1%. Daarbij komt dat mortaliteit een tamelijk insensitief eindpunt oftewel variabele is bij een studie die, zoals de meeste studies momenteel, start bij patiënten op middelbare leeftijd. Dat komt doordat de mortaliteit door andere oorzaken dan het onderwerp van de studie groot is. Er is namelijk sprake van behoorlijke comorbiditeit. In elk geval zou een sensitiever eindpunt dan mortaliteit bij studies van ouderen het bestuderen van morbiditeit zijn. Dat is te meer het geval omdat patiënten morbiditeit soms belangrijker vinden dan mortaliteit. De moderne patiënt geeft vaak de voorkeur aan een betere quality of life boven 1% langer leven. Toch wordt in de medische literatuur de studie naar relatieve risicoreductie op mortaliteit erg gewaardeerd, maar volgens schrijvers van dit boekje soms overgewaardeerd.

4.6 Beperkingen van statistiek

De beperkingen van de statistiek kunnen als volgt worden samengevat.
- type-I/II-fouten;
- weinig klinische relevantie van statistisch significante data; relatieve risicoreducties zijn voor de individuele patiënt vaak irrelevant;
- statistiek geeft geen zekerheid, voorspelt een kans mits... (!)
  - de nulhypothese niet waar is (zie hoofdstuk 2);
  - de alternatieve hypothese wel waar en normaal verdeeld is (zie hoofdstuk 3);
  - de data representatief zijn voor de populatie waarvoor de research bedoeld is;
  - data dezelfde frequentieverdeling hebben als de populatie waarvoor de research bedoeld is;
- statistiek geeft dus veel onzekerheid, en dat geldt ipso facto voor evidence-based medicine in zijn geheel;
- statistiek is niet goed in het detecteren van gemanipuleerde data.

De type-II-fouten worden veroorzaakt door een 'underpowered' trial. De oplossing luidt een grotere studie. De type-I-fout betekent geen verschil, terwijl er wel verschil gevonden wordt. De oplossing is minder gemakkelijk. De type-I-fout is vooral erg groot bij studies met multiple comparisons / multiple variabelen. Waarom?

Als je tweemaal test, heb je niet 5% kans op een fout-positief resultaat, maar 10%!

Als voorbeeld van 'multiple comparisons' geven we een parallelgroepstudie met drie parallelle groepen die behandeld worden met drie verschillende middelen voor anemie. De variantieanalyse (ANOVA, SS = sums of squares, df = degrees of freedom) geeft het volgende resultaat.

	n	mean Hb mmol/l	SD mmol/l
group 1	16	8.725	0.8445
group 2	16	10.6300	1.2841
group 3	16	12.3000	0.9419
grand mean		10.4926	

SS between groups = $16 (8.7125 - 10.4926)^2 + 16 (10.6300 - ...$
  SS within groups = $15 \times 0.84452 + ...$
F = SS between / dfs / SS within / dfs = 49.9, wat een verschil betekent tussen de drie groepen met $p < 0.01$. De conclusie luidt dus dat er een significant verschil tussen de drie behandelingen bestaat, maar de analyse vertelt ons niet waar dat verschil precies zit. Om daarop een antwoord te krijgen moeten we nog driemaal toetsen.

group 1 vs 2?	ns
group 2 vs 3?	ns
group 1 vs 3?	0.01

De p-waarde van de laatste subgroeptest is < 0.01. Dus daar zit het verschil en het is met $p < 0.01$ hoogsignificant. Maar we moeten wel bedenken dat dit hoogsignificante verschil niet gecorrigeerd is op multipel testen.
  Als namelijk, zoals te doen gebruikelijk, van tevoren afgesproken is dat de kans fout-positief is met

één toets	=	0.05;
dan voor twee toetsen	=	0.10;
voor drie toetsen	=	0.15.

Bonferroni's advies luidt om in dit soort situaties de nulhypothese te verwerpen bij een significantieniveau dan lager 5%.

rejectie p-waarde = 0.05 × 2 / [k (k − 1)]

in geval van vier toetsen zoals hier

rejectie p-waarde = 0.05 × 2 / [4 (4 − 1)] = 0.0083333

Deze rejectie p-waarde is kleiner dan de 0.01! Dit betekent dat de correcte conclusie van voorgaande variantieanalyse dient te zijn dat er geen statistisch significant verschil tussen de drie anemiebehandelingen kon worden vastgesteld. Vaak wordt de Bonferroni-correctie gewoon niet uitgevoerd en is het de verantwoordelijkheid van de lezers van de rapporten om zelf hun conclusie te trekken.

Alternatieve en wat minder conservatieve methoden voor het corrigeren van de p-waarden bij multipel testen zijn de volgende:
- Student-Neuman-Keuls test;
- Tukey's test (HSD, honestly significant difference);
- Dunnett test;
- Hochberg's procedure;
- Hotelling T-square.

Nóg een alternatief is het volgende:
'Informally integrate data, look for trends without judging one or two low p-values among high p-values as proof.' Dit vereist echter een geoefend lezerspubliek van de rapporten en daar mankeert het helaas nog al aan.

Steeds vaker wordt in de literatuur ook gebruikgemaakt van een laatste alternatief voor de beoordeling van multipele eindpunten, dat wil zeggen het gebruikmaken van de 'composite endpoints'. We geven twee voorbeelden.

1 Composite variabele in lipidenstudie = (cholesterolgehalte + HDL-cholesterol + LDL-cholesterol + triglyceridengehalte).
2 Composite endpoint in reumastudie = Disease Activity Score gemeten als joint pain score + number joints swollen + BSE (bloedbezinking).

Het probleem van composite endpoints is vaak dat er sprake is van verschillende schalen en verschillende eenheden. Bij verschillende schalen kun je de afzonderlijke variabelen standaardiseren door de data te delen door hun eigen SEM (standard error of the mean).

4.7 Statistiek bij niet goed te detecteren gemanipuleerde data

Statistiek is weliswaar niet goed in het detecteren van frauduleuze en gefalsificeerde data, maar kan wel toetsen op 'randomness' in de data. Als van data verwacht mag worden dat ze at random normaal verdeeld zijn, dan kunnen we wel een sterk vermoeden hebben van datamanipulatie als we dit niet kunnen bevestigen in een bepaald databestand.

Het begrip 'randomness' betekent dat de volgende randvoorwaarden gelden:
- representatieve steekproef 'drawn at random';
- elk lid van de populatie heeft even grote kans om ingeloot te worden;
- als andere criteria gehanteerd worden, is resultaat gevolg van bias;
- alle statistische toetsen zijn gebaseerd op randomness;
- unrandom data betekent eigenlijk dat p-waarden geen betekenis meer hebben.

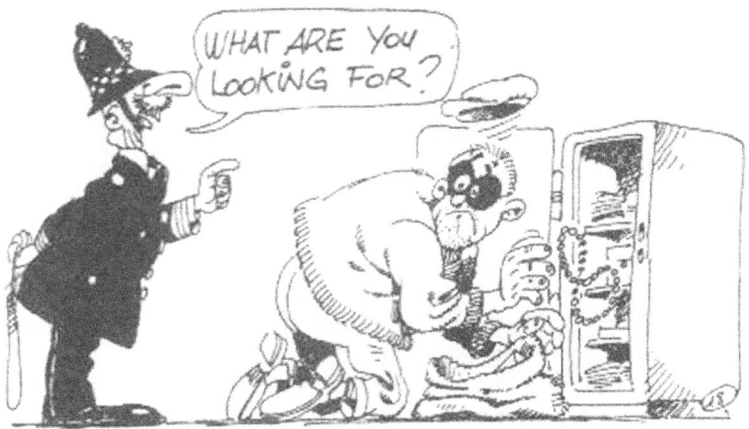

Wat zijn de belangrijkste oorzaken van unrandomness in je data.

Extreme inclusiecriteria

In een trial worden 400 met *Helicobacter* geassocieerde maagbloedingen bestudeerd. Als strenge insluitcriteria gehanteerd worden, zijn 285 patiënten geëxcludeerd, met als gevolg dat we bij slechts twee patiënten complicaties van de behandeling zien (1.7%).

Vier patiënten worden geëxcludeerd als er tamelijk losse insluitcriteria gehanteerd worden, met als gevolg dat complicaties bij niet minder dan 71 patiënten (18%) worden gevonden. Een enorm verschil in de resultaten wordt dus geobserveerd afhankelijk van de wijze van uitvoering van deze studie. Toch kun je, als je de strenge criteria hanteert, argumenteren dat 1.7% van de patiënten met complicaties weliswaar een mooi resultaat is voor het nieuwe behandelingsmiddel, maar dat het resultaat niet representatief is voor een random steekproef die als doel heeft het risico op bijwerkingen voor de populatie waarvoor het onderzoek bedoeld is in kaart te brengen. Alleen supermensen zoals afgebeeld in de illustratie hierna mochten namelijk nog maar meedoen. Dit soort problemen doet zich vaak voor in (gesponsorde) klinische trialprotocollen.

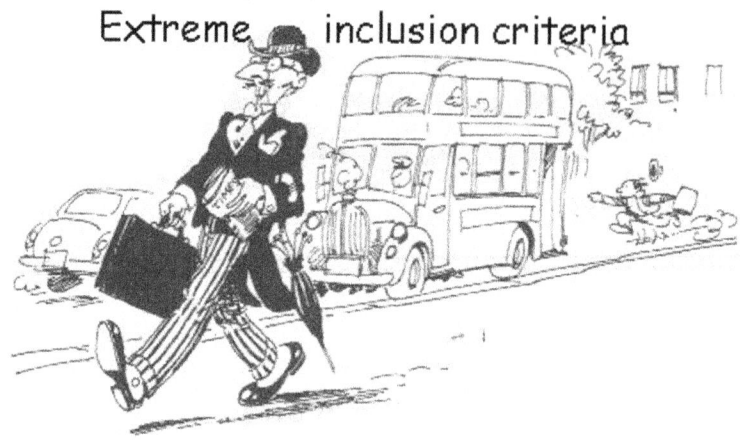

Inadequate data 'cleaning', een net woord voor frauduleuze data

Als voorbeeld noemen we de research van de monnik Mendel. Deze gelovige monnik en tevens grondlegger van het snelst groeiende onderdeel van de moderne geneeskunde, de genetica, deed aselecte steekproeven met erwten van verschillend fenotype. De resultaten van de kruisproeven zijn volgens chi-kwadraattests zo dicht bij wat je mag verwachten dat we alleen maar kunnen aannemen dat hij de data verbeterd heeft. De conclusie luidt, en we hebben het hem inmiddels vergeven, dat hij wat je kunt noemen 'fudged data' geproduceerd heeft.

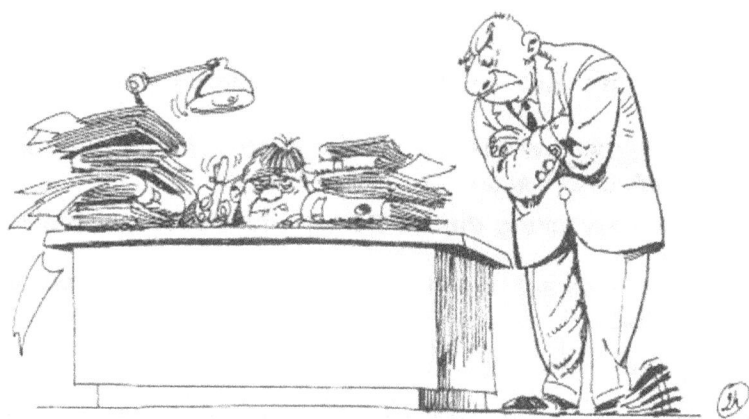

De volgende tests voor randomness worden tegenwoordig vaak uitgevoerd:
1 chi-kwadraat goodness of fit;
2 Kolmogorov-Smirnov-test;
3 log-transformaties;
4 onderzoek extreme p- en SD-waarden;
5 onderzoek van de laatste decimalen van de kwantitatieve resultaten.

We geven een voorbeeld van de manier van testen van punt 5.

Onderzoek van de laatste decimalen van de kwantitatieve resultaten

Een recent gepubliceerd statinetrial gaf 96 risk ratio's (RR's) als eindresultaat. Vaak werd een 9 of 1 als laatste decimaal gezien: bijvoorbeeld 0.99 / 0.89 / 1.01 / 1.011.
De accuratesse van deze rare bevinding kun je hierna checken.

final digit expected	observed n	expected n	Σ(observed-expected)^2 / expected
0	24	9.6	21.6
1	39	9.6	90.0
2	3	9.6	4.5
3	0	9.6	9.6
4	0	9.6	9.6
5	0	9.6	9.6
6	0	9.6	9.6
7	1	9.6	7.7
8	2	9.6	6.0
9	27	9.6	31.5
total	96	96.0	199.7

Test met chi-kwadraat. Het verschil tussen de geobserveerde en verwachte uitslagen is veel te groot om aan toeval toegeschreven te kunnen worden. De kans is < 0.001 dat dit toeval is.

We moeten dus concluderen dat de frequentieverdeling van de decimalen niet random is en dat de validiteit van deze studie dus in gevaar is. Dit soort resultaten wordt vaak door peer reviewers die niet geschoold zijn in het detecteren van unrandom data niet opgemerkt.

4.8 Beoordeling van diagnostische tests

Strict gesproken zijn de diagnostische tests dan ook de eigenlijke basis van evidence-based medicine. Jonge onderzoekers ontvangen nogal eens de uit-

nodiging om diagnostische tests te testen. De volgende criteria dienen daarbij gebruikt te worden.
- Beoordeel *validiteit*, ook wel 'accuracy' genoemd. Het betekent dat een test dat laat zien waarvoor hij opgezet is, meestal moet hij aantonen welke patiënt een ziekte heeft en welke niet.
- Beoordeel *reproduceerbaarheid*, ook wel betrouwbaarheid en 'reliability' genoemd. Het betekent dat de tweede test hetzelfde resultaat dient te geven als de eerste.
- Beoordeel *precisie*, ook wel genoemd nauwkeurigheid. Het betekent dat een steekproef met een gemiddeld resultaat een niet te grote spreiding mag hebben. Bij grote spreiding wordt een test een onhandig meetinstrument om voorspellingen te doen.

4.9   Indeling en beoordeling van validiteit van diagnostische tests

Diagnostische tests kunnen worden ingedeeld in kwalitatieve en kwantitatieve tests.

Kwalitatieve diagnostische tests worden ook wel ja/nee-tests genoemd. Ze geven bijvoorbeeld antwoord op de vraag of een patiënt wel of niet een pneumonie heeft. Een bloedbezinking (BSE) boven een bepaalde waarde kan hiervoor worden gebruikt.

Kwantitatieve diagnostische tests geven een antwoord op een continue schaal. Met echografie kan bijvoorbeeld de cardiac output, uitgedrukt in liter per minuut, worden berekend.

Hierna wordt een overzicht gegeven van methoden om validiteit te beoordelen.

	validity	*reproducibility*	*precision*
qualitative tests	sensitivity	Cohen's kappa's	SDs, SEs
	specificity		95% ci
	overall validity		
	ROC-curves		
quantitative tests	linear regression (test a = 0, b = 1)	duplicate SD	SDs, SEs
		repeatability coefficient	95% ci
		intraclass correlation	data modeling

Validiteit van kwalitatieve diagnostische tests

Hoe berekenen we de overall validiteit oftewel het percentage correcte tests? Voor dat doel worden uitgaande van een 2×2 tabel met resultaten van een representatieve steekproef met zowel patiënten met als patiënten zonder de ziekte de sensitiviteit en specificiteit berekend op de manier zoals hierna is weergegeven.

disease	yes (n)	no (n)
positive test	a	b
negative test	c	d

a = number of true positive patients
b = number of false positive patients
c = number of false negative patients
d = number of true negative patients

Sensitivity = a / (a+c)
Specificity = d / (b+d)
Overall validity = (a+d) / (a+b+c+d)

Vaak heeft een diagnostische test meerdere sensitiviteiten en specificiteiten, afhankelijk van de gehanteerde normaalwaarden.

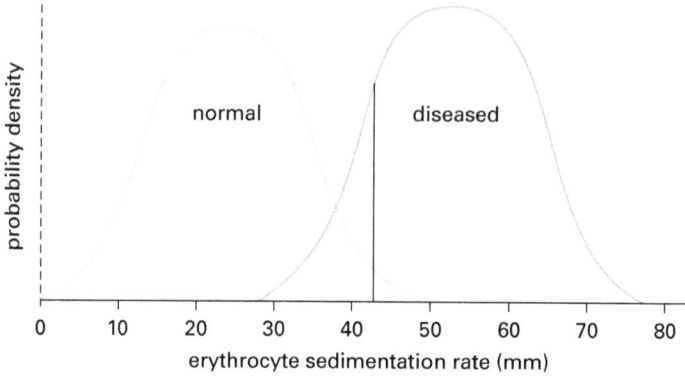

normaalwaarde BSE 43 mm, je mist veel zieken (lage sensitiviteit)

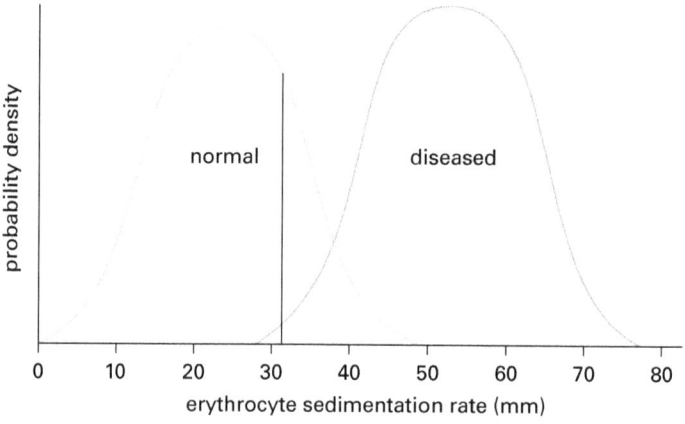

normaalwaarde BSE 32 mm, je mist veel gezonden (lage specificiteit)

In de voorgaande figuur wordt dit getoond aan de hand van een voorbeeld van een groep patiënten met vermoedelijk een pneumonie en een al of niet verhoogde bloedbezinking (BSE). De groep bestaat uit twee subgroepen, een groep met en een zonder pneumonie. Als je de individuele BSE-waarden van alle patiënten op de x-as zet en 'hoe vaak' op de y-as, dan krijg je twee in elkaar overgaande Gausse-verdelingen, patiënten zonder en patiënten met pneumonie. Welke gehanteerde normaalwaarde is nu de beste? Je wilt zo weinig mogelijk correcte diagnoses missen, dus je wilt een zo hoog mogelijke sensitiviteit en specificiteit. ROC (receiver operating) curves kunnen daarbij behulpzaam zijn. Een ROC-curve maak je als volgt. Bereken voor diverse normaalwaarden de sensitiviteit en de specificiteit. Teken een curve met op de y-as sensitiviteit en op de x-as specificiteit of (1 – specificiteit). Dat laatste geeft een iets mooiere curve. Een ideale test bereikt de top van de y-as, dat wil zeggen 100% sensitiviteit en 100% specificiteit, maar dat gebeurt in de praktijk nooit. In ons voorbeeld wordt bij BSE 38 mm de kortste afstand tot de top van y-as bereikt. Alle afstanden tot de top van de y-as kunnen in de figuur gemeten worden of met de stelling van Pythagoras berekend worden om de kortste afstand te vinden.

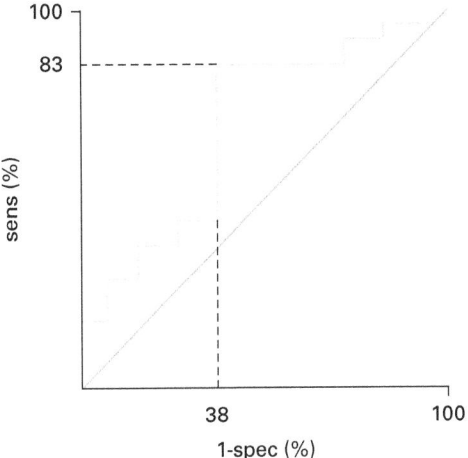

ROC-curves zijn erg populair, maar kennen hun beperkingen.
- Soms zijn er meerdere kortste afstanden tot de top van de y-as, ROC-curves die dicht bij de diagonaal liggen, geven niet méér informatie dan munt opgooien.
- Vergelijking van twee ROC-curves is een populaire methode om te kijken welke van twee diagnostische tests de beste validiteit geeft. Soms is het echter moeilijk de beste te kiezen, omdat ze elkaar in sommige gevallen snijden. In het ene gebied is de ene ROC-curve beter, in het andere gebied de andere.
- Bij sommige tests is de sensitiviteit belangrijk (D-dimeertest bij longembolie) en bij andere de specificiteit (pathologisch onderzoek).

Reproduceerbaarheid van kwalitatieve diagnostische tests

Cohen's kappa's zijn populair. We geven een voorbeeld. Een laboratoriumtest wordt bij dertig patiënten tweemaal uitgevoerd. De resultaten zijn hierna weergegeven.

		1ste maal		
		ja	nee	(positieve test)
2de maal	ja	10	5	15
	nee	4	11	15
		14	16	30

De redenering bij Cohen's kappa's is als volgt. Als de test helemaal niet reproduceerbaar is,

vind je (14 x 15/30=) 7 x tweemaal ja
en (16 x 15/30=) 8 x tweemaal nee +
15 x tweemaal zelfde

Wij vinden hier echter 21 × tweemaal hetzelfde.

De kappa-waarde wordt op de volgende wijze berekend.

$$\text{kappa} = \frac{\text{observed} - \text{minimaal}}{\text{maximaal} - \text{minimaal}} = \frac{21 - 15}{30 - 15} = 0.4$$

De interpretatie is dat een 0-waarde een extreem slechte, en een 1-waarde een uitstekende reproduceerbaarheid betekent. Wij hebben 0.4 gevonden, wat een matige reproduceerbaarheid betekent.

4.12 Precisie van kwalitatieve diagnostische tests

De precisie oftewel nauwkeurigheid van kwalitatieve diagnostische tests wordt beoordeeld aan de hand van spreidingsmaten voor data samples, zoals de standard errors (SEs) of de 95% betrouwbaarheidsintervallen (confidence intervals).

De schatters voor validiteit, sensitiviteit, specificiteit, en overall validity zijn een beetje te beschouwen als proporties berekend uit steekproeven en zij hebben dus net als alle proporties uit steekproeven een mate van onzekerheid. We kunnen dus van de schatters SE of 95% betrouwbaarheidsintervallen berekenen, en daarna volgens van tevoren gemaakte afspraken bepalen of we de mate van onzekerheid te groot of acceptabel vinden. De tevoren gemaakte afspraken worden vaak uitgedrukt in acceptable boundaries of validity. Een boundary zou bijvoorbeeld kunnen zijn een 95% betrouwbaarheidsinterval tussen de 50 en 100%. Als het interval erbuiten valt, is de test niet voldoende precies en kan dus niet gevalideerd worden. De STARD-werkgroep stelt dat in het verleden vele diagnostische tests ten onrechte gevalideerd zijn, omdat geen rekening gehouden werd met de spreidingsmaten.

4.13 Validiteit van kwantitatieve diagnostische tests

De validiteit van kwantitatieve diagnostische tests wordt vaak ten onrechte beoordeeld aan een significante correlatie tussen de x- en y-variabele in een lineair regressiemodel, waarbij de x- variabele de diagnostische test is en de y-variabele de gouden standaardtest, bijvoorbeeld een MRI- (magnetic resonance) meting voor hartspierdiameter respectievelijk de gemeten diameter op de obductietafel.

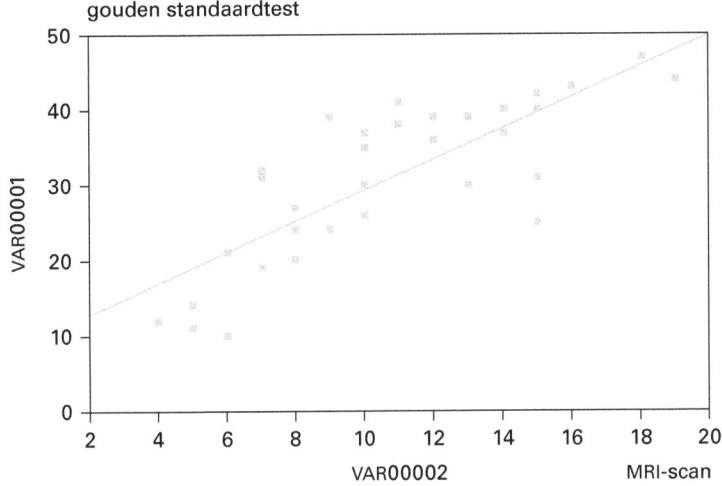

Een significante correlatie tussen de voorgaande twee tests is *niet goed genoeg* voor validatie, want de predictie van y met behulp van x is te onnauwkeurig, ondanks een zeer hoogsignificante correlatie met een p-waarde < 0.0001. Te zien is bijvoorbeeld dat bij een x-waarde van ongeveer 6 de y-waarde 13 of zelfs 27 zou kunnen zijn. Een meer correcte methode is de volgende. De formule voor de voorgaande regressielijn wordt gegeven door de y = a + bx. Voor validering kun je testen of 'a' statistisch significant verschilt van 0 en 'b' statistisch significant verschilt van 1.

Als het 95% betrouwbaarheidsinterval van 'b' (2.065 ± 2 × 0.276) het getal 1.000 bevat, dan kan dus validiteit geaccepteerd worden. Voor 'a' geldt hetzelfde (8.647 ± 2 × 3.132) dient het getal 0.000 te bevatten. In voorgaand voorbeeld zijn de berekeningen als volgt:
– 'b' bevindt zich tussen 1.513 en 2.617;
– 'a' bevindt zich tussen 2.383 en 14.911.
Derhalve is de voorgaande test niet valide.

Hierna een voorbeeld van een wel valide test. Standaard peakflow longfunctiemeter (liter/seconde)

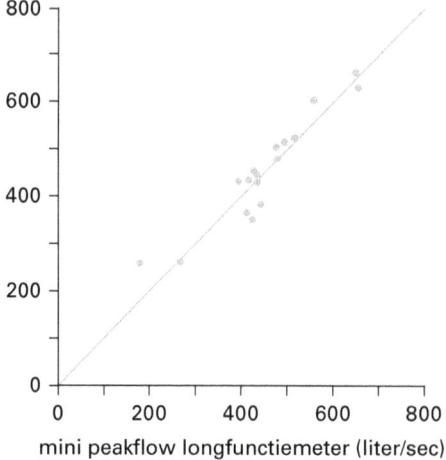

Het 95% betrouwbaarheids-interval 'b'	=	0.917 ± 2 × 0.083
		tussen 0.751 en 1.083 bevat het nummer 1.000.
Het 95% betrouwbaarheids-interval 'a'	=	39.340 ± 2 × 38.704
		tussen −38.068 en 116.748 bevat het getal 0.000.

De conclusie luidt hier dus dat de test valide is.

Reproduceerbaarheid van kwantitatieve diagnostische tests

Incorrecte methoden oftewel 'sloppy way methods' die veelvuldig worden toegepast voor de beoordeling van de reproduceerbaarheid van kwantitatieve diagnostische tests zijn de volgende drie:
1 het meten van een klein gemiddeld verschil tussen twee sets van tests bij dezelfde proefpersonen;
2 het meten van een sterk positieve correlatie tussen de data van twee herhaalde sets van tests bij dezelfde proefpersonen;
3 het meten van een kleine 'coefficient of variation'.

Wij geven voorbeelden van de foutieve methoden om te benadrukken dat tot dusverre dit soort methoden vaak in de literatuur gevonden wordt.

De eerste foute methode

Bereken het gemiddelde van de eerste set tests, daarna van de tweede set tests. Als het verschil klein is, wordt er geconcludeerd dat de test goed reproduceerbaar is.

test 1	test 2	verschil
1	11	−10
10	0	10
2	11	−9
12	2	10
11	1	10
1	12	−11
gemiddeld verschil		0

Uit voorgaand voorbeeld blijkt dat dit gemiddelde verschil 0 kan zijn, terwijl de spreiding in de verschillen zeer groot is en dat er absoluut geen sprake van reproduceerbaarheid is. Hier variëren de verschillen van −11 tot +10.

De tweede foute methode

Trek een regressielijn met op de x-as test 1, en op de y-as test 2.
    Als alle data goed op de lijn liggen, wordt geconcludeerd dat er een goede reproduceerbaarheid is. Deze conclusie is op zichzelf onjuist. De conclusie is namelijk alleen maar waar als de richtingscoëfficiënt van de regressielijn exact 45° is.

De derde foute methode

De 'coefficient of variation' heeft als berekeningsformule

$SD/mean \times 100\%$

De formule maakt dus niet gebruik van de steekproefgrootte en evenmin van herhaalde observaties. Zonder herhaalde observaties kun je geen reproduceerbaarheid beoordelen. Zowel steekproefgrootte als een tweede test zijn de determinanten van reproduceerbaarheid. Vaak komt bij een herhaalde meting ernstige bias tevoorschijn, bijvoorbeeld de afhankelijkheid van de meting van het tijdstip van de dag of van de leereffecten van proefpersonen.

Daarmee zal bij toepassing van de diagnostische test dus altijd rekening moeten worden gehouden.

Hierna geven we drie correcte manieren om reproduceerbaarheid te beoordelen.
1 Duplicate standard deviation.
2 Repeatability coefficient.
3 Intraclass correlation.

De eerste correcte methode

We gebruiken hetzelfde voorbeeld als hiervoor.

	test 1	test 2	verschil	(verschil)²
	1	11	−10	100
	10	0	10	100
	2	11	−9	81
	12	2	10	100
	11	1	10	100
	1	12	−11	121
gemiddeld	6.17	6.17	0	100.3

duplicate SD (duplofout) = √(½ × 100.3) = 7.08
duplofout % = $\frac{\text{duplofout}}{\text{overall mean}}$ × 100% = $\frac{7.08}{6.17}$ × 100% = 115%

Een relatieve duplofout die wijst op goede reproduceerbaarheid bevindt zich tussen de 10 en 20%. In voorgaand voorbeeld is er dus sprake van een uitermate beroerde reproduceerbaarheid.

De tweede correcte methode

Hetzelfde voorbeeld wordt weer gebruikt.

Repeatability coefficient = gemiddeld verschil ± 2 SD's verschil = 0 ± 21.9.

De interpretatie van de repeatability coefficient is als volgt. Hij moet in elk geval kleiner zijn dan het grootste gemeten verschil tussen test 1 en test 2.

	test 1	test 2	verschil
	1	11	−10
	10	0	10
	2	11	−9
	12	2	1
	11	1	10
	1	12	−11
gemiddeld	6.17	6.17	0
SD			10.97

Dat is in dit voorbeeld absoluut niet het geval. Dus is er sprake van slechte reproduceerbaarheid.

De derde correcte methode

Intraclass correlation is een methode die afkomstig is uit de variantieanalyse en een moderne manier om reproduceerbaarheid te beoordelen.

$$\text{intraclass correlation} = \frac{\text{SS between subjects}}{\text{SS between subjects} + \text{SS within subjects}} = 0 - 1$$

SS = sum of squared values

SS between subjects = (mean test 1 − grand mean)^2 + (mean test 1 − grand mean)^2 = 0
 SS within subjects = $SD_1^2 + SD_2^2 + SD_3^2 + SD_4^2 + ... = 283$.

Wat betreft de interpretatie kan gezegd worden dat een uitslag van 0 een slechte uitslag betekent, een uitslag van 1 een uitstekende reproduceerbaarheid. In ons voorbeeld is de reproducerbaarheid slecht want de intraclass correlation = 0.

patient	test 1	test 2	SD^2
1	1	11	50
2	10	0	50
3	2	11	40.5
4	12	2	32
5	11	1	50
6	1	12	60.5
mean	6.17	6.17	
grand mean	6.17		

Precisie van kwantitatieve diagnostische tests

Een goede precisie, oftewel nauwkeurigheid in je data, betekent een kleine spreiding of kleine verschillen tussen de individuele waarden van verschillende patiënten. We meten spreiding meestal door gebruik te maken van standaarddeviatie (SD) of standard error (SE) of 95% betrouwbaarheidsinterval. Vaak is de spreiding in de data helemaal niet zo klein, zodat de test tamelijk onnauwkeurig wordt om predicties te doen over wat je bij toekomstige patiënten kunt verwachten. Een handige manier om de spreiding in de data kleiner temaken is data modeling. Regressiemodellen of logaritmische transformaties kunnen hiervoor bijvoorbeeld heel goed worden gebruikt. Hierna wordt een voorbeeld gegeven van een multipel lineair regressiemodel.

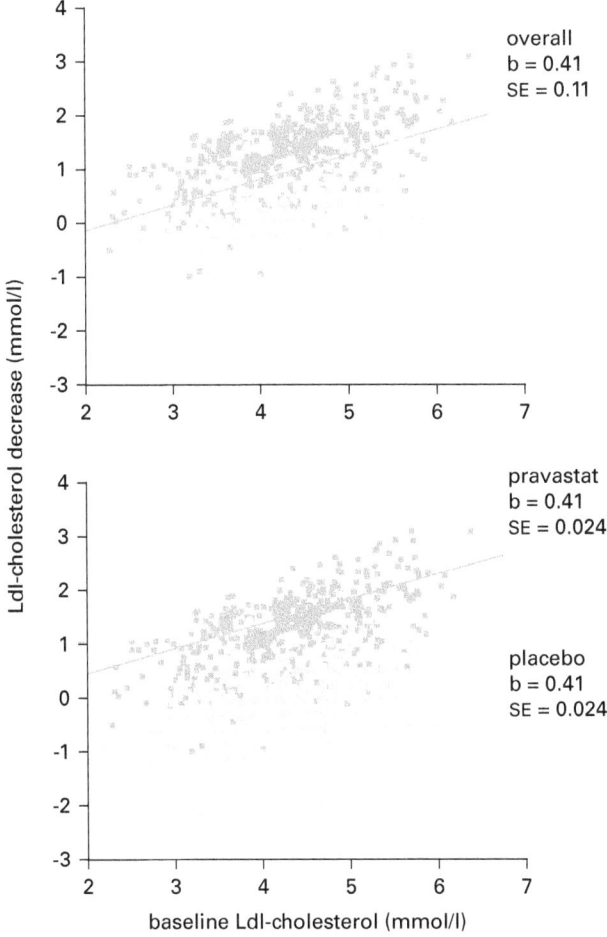

Op de x-as staat baseline LDL-cholesterol, op de y-as daling LDL-cholesterol na behandeling. Er is een significante correlatie tussen de twee variabelen met een b-waarde van 0.41 en een SE van 0.11 (bovenste figuur). Het multipele regressiemodel (onderste figuur) corrigeert voor type behandeling waardoor dezelfde b-waarde, dat wil zeggen hetzelfde kwantitatieve resultaat, wordt verkregen, maar wel met een kleinere SE-waarde, 0.02, en dus meer precisie.

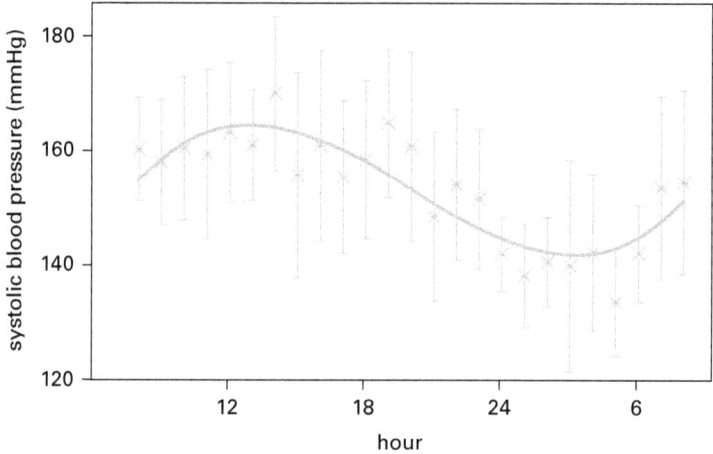

De voorgaande figuur geeft nog een voorbeeld van data modeleren met als doel een verbeterde precisie. De gepoolde SD's van ambulante bloeddrukwaarden bij tien patiënten levert een waarde van 17 mm Hg op als we de spreiding ten opzichte van het overall gemiddelde gebruiken. Dit is beroerd en maakt het nauwelijks mogelijk deze methode te gebruiken om het resultaat van behandeling met een antihypertensivum nauwkeurig te beschrijven. Een curvilineaire regressie van deze data met behulp van een zogeheten polynomial regressiemodel van de zevende orde levert een veel betere SD op, namelijk maar 7 mm Hg, waarbij we de spreiding ten opzichte van de polynome curve nemen als maatstaf voor beoordeling van de spreiding in de data.

4.16 Conclusies

- Statistiek is om primaire hypothesen te bevestigen.
- Statistiek verbetert kwaliteit research.
- Statistiek is geen algebra, wel biologisch denken en beetje wiskunde.
- Statistiek helpt bij het interpreteren van de beperkingen van research.
- Statistiek geeft quality criteria van diagnostische tests: validity, reproducibility, precision.
- Statistiek kent ook beperkingen:
  - alleen kansen;
  - type-I-fout bij multipele eindpunten;
  - wijst niet direct op klinische relevantie;
  - geen goede detectie op datamanipulatie.
- Statistiek kan wel testen op randomness van de data. Als data unrandom zijn, kan dat een indicatie zijn voor datamanipulatie.

3.17 Voorbeelden van zelf op te zetten onderzoek

1 Evaluatiestudies

5-ASA-preparaten en nierinsufficiëntie
Acute psychose en hormoonprofielen
ADHD en gezinsfactoren
Antidepressiva en verhoogde bloeddruk
Antihypertensiva en orthostatische hypotensie
Antihypertensiva en quality of life
Antihypertensiva en vallen
Antioxidanten en infarct
Antiparkinsonmiddelen en afvallen
Antistolling en bloedingen
Antistolling en quality of life
Bètablokkers en paradoxe hypertensie
Brisk walking versus Tai Chi en quality of life
Cytostatica en hartfalen
Dyspepsie en quality of life
Endotheeldisfunctie en infarct
Fundic gland polyps en geslacht
Homocystine en infarct
HP-eradicatie en quality of life
HP-infectie en resorptie levodopa
Hyponatriëmie en hardlopen
Lithium en nierinsufficiëntie
Maagband en quality of life
Meta-analyse alcohol en hartinfarct
Meta-analyse calciumantagonisten en hartfalen
Meta-analyse homocysteïne en hartinfarct
Metformine en leverfunctiestoornissen
NSAID's en nierinsufficiëntie
Oestrogenen en hart/vaatziekten
Paracetamol en leverfunctiestoornissen
RS-virusinfecties en jaar van opname
Scores near accidents afdelingen vergelijken
Statinen en CK-waarden
Statinen en leverfuncties
Statinen en spierklachten
Statinen en quality of life
Trombofilie en infarct
Vergelijken eigen resultaten met historische data
Verschillen in complicatiescores tussen afdelingen
Verschillen in complicatiescores tussen gepubliceerde studies
Verschillen in complicatiescores tussen klinieken
Verschillen in complicatiescores tussen locaties
Verschillen successcores tussen (zie hiervoor)
Ziekenhuisopnamen: iatrogeen en niet-iatrogeen

2 Valideringsstudies

Polynome analyse ambulante bloeddrukmeting
Validering BSE voor diagnose pneumonie
Validering CRP voor diagnose pneumonie
Validering echo voor diagnose darmtumor
Validering echo voor diagnose koude nodus
Validering echo voor diagnose levermetastasen
Validering echo voor diagnose pancreastumor
Validering echo voor schatting cardiac output
Validering erytrocytencilinders voor diagnose glomerulonefritis
Validering leukocytenaantal voor diagnose pneumonie
Validering leukocytencilinders voor diagnose pyelonefritis
Validering MRI voor diagnose bijnierziekten
Validering MRI voor diagnose lever/galwegziekten
Validering MRI voor diagnose nierziekten
Validering MRI voor diagnose spierziekten
Validering MRI voor diagnose vaatziekten
Validering PET voor diagnose Alzheimer
Validering PET voor diagnose hart/vaatziekten
Validering PET voor diagnose Parkinson
Validering SPECT voor schatting hersenperfusie
Validering SPECT voor schatting myocardperfusie

Speciale aandacht van de Wetenschapscommissie gaat bovendien uit naar multidisciplinair onderzoek, bijvoorbeeld cohortonderzoek naar het beloop van retroperitoneale fibrose (radiologie en interne) en evalueren en/of valideren van cardiac CT en MRI (cardiologie, radiologie).

Appendix

T-Table: v= degrees of freedom for t-variable,
Q=area under the curve right from the corresponding t-value,
2Q tests both right and left end of the total area under the curve.

v	Q = 0.4 2Q = 0.8	0.25 0.5	0.1 0.2	0.05 0.1	0.0,25 0.05	0.01 0.02	0.005 0.01	0.001 0.002
1	0.325	1.000	3.078	6.314	12.706	31.821	63.657	318.31
2	.289	0.816	1.886	2.920	4.303	6.965	9.925	22.326
3	.277	.765	1.638	2.353	3.182	4.547	5.841	10.213
4	.171	.741	1.533	2.132	2.776	3.747	4.604	7.173
5	0.267	0.727	1.476	2.015	2.571	3.365	4.032	5.893
6	.265	.718	1.440	1.943	2.447	3.143	3.707	5.208
7	.263	.711	1.415	1.895	2.365	2.998	3.499	4.785
8	.262	.706	1.397	1.860	2.306	2.896	3.355	4.501
9	.261	.703	1.383	1.833	2.262	2.821	3.250	4.297
10	0.261	0.700	1.372	1.812	2.228	2.764	3.169	4.144
11	.269	.697	1.363	1.796	2.201	2.718	3.106	4.025
12	.269	.695	1.356	1.782	2.179	2.681	3.055	3.930
13	.259	.694	1.350	1.771	2.160	2.650	3.012	3.852
14	.258	.692	1.345	1.761	2.145	2.624	2.977	3.787
15	0.258	0.691	1.341	1.753	2.131	2.602	2.947	3.733
16	.258	.690	1.337	1.746	2.120	2.583	2.921	3.686
17	.257	.689	1.333	1.740	2.110	2.567	2.898	3.646
18	.257	.688	1.330	1.734	2.101	2.552	2.878	3.610
19	.257	.688	1.328	1.729	2.093	2.539	2.861	3.579
20	0.257	0.687	1.325	1.725	2.086	2.528	2.845	3.552
21	.257	.686	1.323	1.721	2.080	2.518	2.831	3.527
22	.256	.686	1.321	1.717	2.074	2.508	2.819	3.505
23	.256	.685	1.319	1.714	2.069	2.600	2.807	3.485
24	.256	.685	1.318	1.711	2.064	2.492	2.797	3.467
25	.256	0.684	1.316	1.708	2.060	2.485	2.787	3.450
26	.256	.654	1.315	1.706	2.056	2.479	2.779	3.435
27	.256	.684	1.314	1.701	2.052	2.473	2.771	3.421
28	.256	.683	1.313	1.701	2.048	2.467	2.763	3.408
29	.256	.683	1.311	1.699	2.045	2.462	2.756	3.396
30	0.256	0.683	1.310	1.697	2.042	2.457	2.750	3.385
40	.255	.681	1.303	1.684	2.021	2.423	2.704	3.307
60	.254	.679	1.296	1.671	2.000	2.390	2.660	3.232
120	.254	.677	1.289	1.658	1.950	2.358	2.617	3.160
∞	.253	.674	1.282	1.645	1.960	2.326	2.576	3.090

Chi-square distribution

df	Two-tailed P-value			
	0.10	0.05	0.01	0.001
1	2.706	3.841	6.635	10.827
2	4.605	5.991	9.210	13.815
3	6.251	7.815	11.345	16.266
4	7.779	9.488	13.277	18.466
5	9.236	11.070	15.086	20.515
6	10.645	12.592	16.812	22.457
7	12.017	14.067	18.475	24.321
8	13.362	15.507	20.090	26.124
9	14.684	16.919	21.666	27.877
10	15.987	18.307	23.209	29.588
11	17.275	19.675	24.725	31.264
12	18.549	21.026	26.217	32.909
13	19.812	22.362	27.688	34.527
14	21.064	23.685	29.141	36.124
15	22.307	24.996	30.578	37.698
16	23.542	26.296	32.000	39.252
17	24.769	27.587	33.409	40.791
18	25.989	28.869	34.805	42.312
19	27.204	30.144	36.191	43.819
20	28.412	31.410	37.566	45.314
21	29.615	32.671	38.932	46.796
22	30.813	33.924	40.289	48.268
23	32.007	35.172	41.638	49.728
24	33.196	36.415	42.980	51.179
25	34.382	37.652	44.314	52.619
26	35.563	38.885	45.642	54.051
27	36.741	40.113	46.963	55.475
28	37.916	41.337	48.278	56.892
29	39.087	42.557	49.588	58.301
30	40.256	43.773	50.892	59.702
40	51.805	55.758	63.691	73.403
50	63.167	67.505	76.154	86.660
60	74.397	79.082	88.379	99.608
70	85.527	90.531	100.43	112.32
80	96.578	101.88	112.33	124.84
90	107.57	113.15	124.12	137.21
100	118.50	124.34	135.81	149.45

F-distribution

df of denominator	2-tailed P-value	1-tailed P-value	Degrees of freedom (df) of the numerator											
			1	2	3	4	5	6	7	8	9	10	15	25	500
1	0.05	0.025	647.8	799.5	864.2	899.6	921.8	937.1	948.2	956.6	963.3	968.6	984.9	998.1	1017.0
1	0.10	0.05	161.4	199.5	215.7	224.6	230.2	234.0	236.8	238.9	240.5	241.9	245.9	249.3	254.1
2	0.05	0.025	38.51	39.00	39.17	39.25	39.30	39.33	39.36	39.37	39.39	39.40	39.43	39.46	39.50
2	0.10	0.05	18.51	19.00	19.16	19.25	19.30	19.33	19.35	19.37	19.38	19.40	19.43	19.46	19.49
3	0.05	0.025	17.44	16.04	15.44	15.10	14.88	14.73	14.62	14.54	14.47	14.42	14.25	14.12	13.91
3	0.10	0.05	10.13	9.55	9.28	9.12	9.01	8.94	8.89	8.85	8.81	8.79	8.70	8.63	8.53
4	0.05	0.025	12.22	10.65	9.98	9.60	9.36	9.20	9.07	8.98	8.90	8.84	8.66	8.50	8.27
4	0.10	0.05	7.71	6.94	6.59	6.39	6.26	6.16	6.09	6.04	6.00	5.96	5.86	5.77	5.64
5	0.05	0.025	10.01	8.43	7.76	7.39	7.15	6.98	6.85	6.76	6.68	6.62	6.43	6.27	6.03
5	0.10	0.05	6.61	5.79	5.41	5.19	5.05	4.95	4.88	4.82	4.77	4.74	4.62	4.52	4.37
6	0.05	0.025	8.81	7.26	6.60	6.23	5.99	5.82	5.70	5.60	5.52	5.46	5.27	5.11	4.86
6	0.10	0.05	5.99	5.14	4.76	4.53	4.39	4.28	4.21	4.15	4.10	4.06	3.94	3.83	3.68
7	0.05	0.025	8.07	6.54	5.89	5.52	5.29	5.12	4.99	4.90	4.82	4.76	4.57	4.40	4.16
7	0.10	0.05	5.59	4.74	4.35	4.12	3.97	3.87	3.79	3.73	3.68	3.64	3.51	3.40	324
8	0.05	0.025	7.57	6.06	5.42	5.05	4.82	4.65	4.53	4.43	4.36	4.30	4.10	3.94	3.68
8	0.10	0.05	5.32	4.46	4.07	3.84	3.69	3.58	3.50	3.44	3.39	3.35	3.22	3.11	2.94
9	0.05	0.025	7.21	5.71	5.08	4.72	4.48	4.32	4.20	4.10	4.03	3.96	3.77	3.60	3.35
9	0.10	0.05	5.12	4.26	3.86	3.63	3.48	3.37	3.29	3.23	3.18	3.14	3.01	2.89	2.72
10	0.05	0.025	6.94	5.46	4.83	4.47	4.24	4.07	3.95	3.85	3.78	3.72	3.52	3.35	3.09
10	0.10	0.05	4.96	4.10	3.71	3.48	3.33	3.22	3.14	3.07	3.02	2.98	2.85	2.73	2.55
15	0.05	0.025	6.20	4.77	4.15	3.80	3.58	3.41	3.29	3.20	3.12	3.06	2.86	2.69	2.41
15	0.10	0.05	4.54	3.68	3.29	3.06	2.90	2.79	2.71	2.64	2.59	2.54	2.40	2.28	2.08
20	0.05	0.025	5.87	4.46	3.86	3.51	3.29	3.13	3.01	2.91	2.84	2.77	2.57	2.40	2.10
20	0.10	0.05	4.35	3.49	3.10	2.87	2.71	2.60	2.51	2.45	2.39	2.35	2.20	2.07	1.86
30	0.05	0.025	5.57	4.18	3.59	3.25	3.03	2.87	2.75	2.65	2.57	2.51	2.31	2.12	1.81
30	0.10	0.05	4.17	3.32	2.92	2.69	2.53	2.42	2.33	2.27	2.21	2.16	2.01	1.88	1.64
50	0.05	0.025	5.34	3.97	3.39	3.05	2.83	2.67	2.55	2.46	2.38	2.32	2.11	1.92	1.57
50	0.10	0.05	4.03	3.18	2.79	2.56	2.40	2.29	2.20	2.13	2.07	2.03	1.87	1.73	1.46
100	0.05	0.025	5.18	3.83	3.25	2.92	2.70	2.54	2.42	2.32	2.24	2.18	1.97	1.77	1.38
100	0.10	0.05	3.94	3.09	2.70	2.46	2.31	2.19	2.10	2.03	1.97	1.93	1.77	1.62	1.31
1000	0.05	0.025	5.04	3.70	3.13	2.80	2.58	2.42	2.30	2.20	2.13	2.06	1.85	1.64	1.16
1000	0.10	0.05	3.85	3.00	2.61	2.38	2.22	2.11	2.02	1.95	1.89	1.84	1.68	1.52	1.13

N pairs	P < 0.05	P < 0.01
7	2	0
8	2	0
9	6	2
10	8	3
11	11	5
12	14	7
13	17	10
14	21	13
15	25	16
16	30	19

n¹ →	2	3	4	5	6	7	8	9	10	11	12	13	14	15
n² ↓ 5				15										
6			10	16	23									
7			10	17	24	32								
8			11	17	25	34	43							
9		6	11	18	26	35	45	56						
10		6	12	19	27	37	47	58	71					
11		6	12	20	28	38	49	61	74	87				
12		7	13	21	30	40	51	63	76	90	106			
13		7	14	22	31	41	53	65	79	93	109	125		
14		7	14	22	32	43	54	67	81	96	112	129	147	
15		8	15	23	33	44	56	70	84	99	115	133	151	171
16		8	15	24	34	46	58	72	86	102	119	137	155	
17		8	16	25	36	47	60	74	89	105	122	140		
18		8	16	26	37	49	62	76	92	108	125			
19	3	9	17	27	38	50	64	78	94	111				
20	3	9	18	28	39	52	66	81	97					
21	3	9	18	29	40	53	68	83						
22	3	10	19	29	42	55	70							
23	3	10	19	30	43	57								
24	3	10	20	31	44									
25	3	11	20	32										
26	3	11	21											
27	4	11												
28	4													

Unpaired non-parametric test: Mann-Whitney test. Table uses difference of added up rank numbers between group 1 and group 2.

n¹ →	2	3	4	5	6	7	8	9	10	11	12	13	14	15
n² ↓ 4			10											
5		6	11	17										
6		7	12	18	26									
7		7	13	20	27	36								
8	3	8	14	21	29	38	49							
9	3	8	15	22	31	40	51	63						
10	3	9	15	23	32	42	53	62	78					
11	4	9	16	24	34	44	55	68	81	96				
12	4	10	17	26	35	46	58	71	85	99	115			
13	4	10	18	27	37	48	60	73	88	103	119	137		
14	4	11	19	28	38	50	63	76	91	106	123	141	160	
15	4	11	20	29	40	52	65	79	94	110	127	145	164	185
16	4	12	21	31	42	54	67	82	97	114	131	150	169	
17	5	12	21	32	43	56	70	84	100	117	135	154		
18	5	13	22	33	45	58	72	87	103	121	139			
19	5	13	23	34	46	60	74	90	107	124				
20	5	14	24	35	48	62	77	93	110					
21	6	14	25	37	50	64	79	95						
22	6	15	26	38	51	66	82							
23	6	15	27	39	53	68								
24	6	16	28	40	55									
25	6	16	28	42										
26	7	17	29											
27	7	17												
28	7													

Unpaired non-parametric test: Mann-Whitney test. Table uses difference of added up rank numbers between group 1 and group 2.

GPSR Compliance
The European Union's (EU) General Product Safety Regulation (GPSR) is a set of rules that requires consumer products to be safe and our obligations to ensure this.

If you have any concerns about our products, you can contact us on

ProductSafety@springernature.com

In case Publisher is established outside the EU, the EU authorized representative is:

Springer Nature Customer Service Center GmbH
Europaplatz 3
69115 Heidelberg, Germany

www.ingramcontent.com/pod-product-compliance
Ingram Content Group UK Ltd.
Pitfield, Milton Keynes, MK11 3LW, UK
UKHW051250180426
11947UKWH00020B/1638